LA MÉNOPAUSE
au naturel

DÉMARCHE ÉCOLOGIQUE

Cet ouvrage est imprimé avec des encres végétales
sur des papiers certifiés FSC et PEFC
issus de forêts gérées durablement et de sources contrôlées.

PEFC 10-31-1510 / Certifié PEFC

Son imprimeur est certifié Imprim'Vert et titulaire de la norme ISO 14001
récompensant son système de management environnemental.

IMPRIM'VERT®

Le livre est imprimé dans le Calvados, en France,
à moins de 250 km des bureaux de l'éditeur.

IMPRIMÉ en FRANCE

Direction artistique :
Stéphane Ellias (www.sellias.fr)

Comité scientifique :
Annelise Dunas (médecine),
Mélody Molins (naturopathie),
Lilian Ceballos (phytothérapie,
aromathérapie, gemmothérapie)

ISBN : 978-2-493717-21-4

Dépôt légal : avril 2022

Éditions IH

10 C, rue Joseph-Le-Brix
56890 Saint-Avé, France

www.editionsih.com

100% NATURO

Florence Leray
naturopathe

LA MÉNOPAUSE
au naturel

EDITIONS

AVERTISSEMENT

L'objet de ce livre est de proposer un accompagnement alternatif naturel aux femmes en préparation et au moment de la ménopause. Cet ouvrage ne revêt aucune vocation médicale mais souhaite au contraire transmettre des connaissances dans le seul objectif de cultiver un art de vivre. Les informations qu'il contient ne peuvent en aucun cas remplacer ni un avis médical/diagnostic, ni se substituer à un traitement médical. L'auteur de ce livre et les Éditions IH se dégagent de toutes responsabilités envers l'usage que font les lecteurs de cet ouvrage.

SOMMAIRE

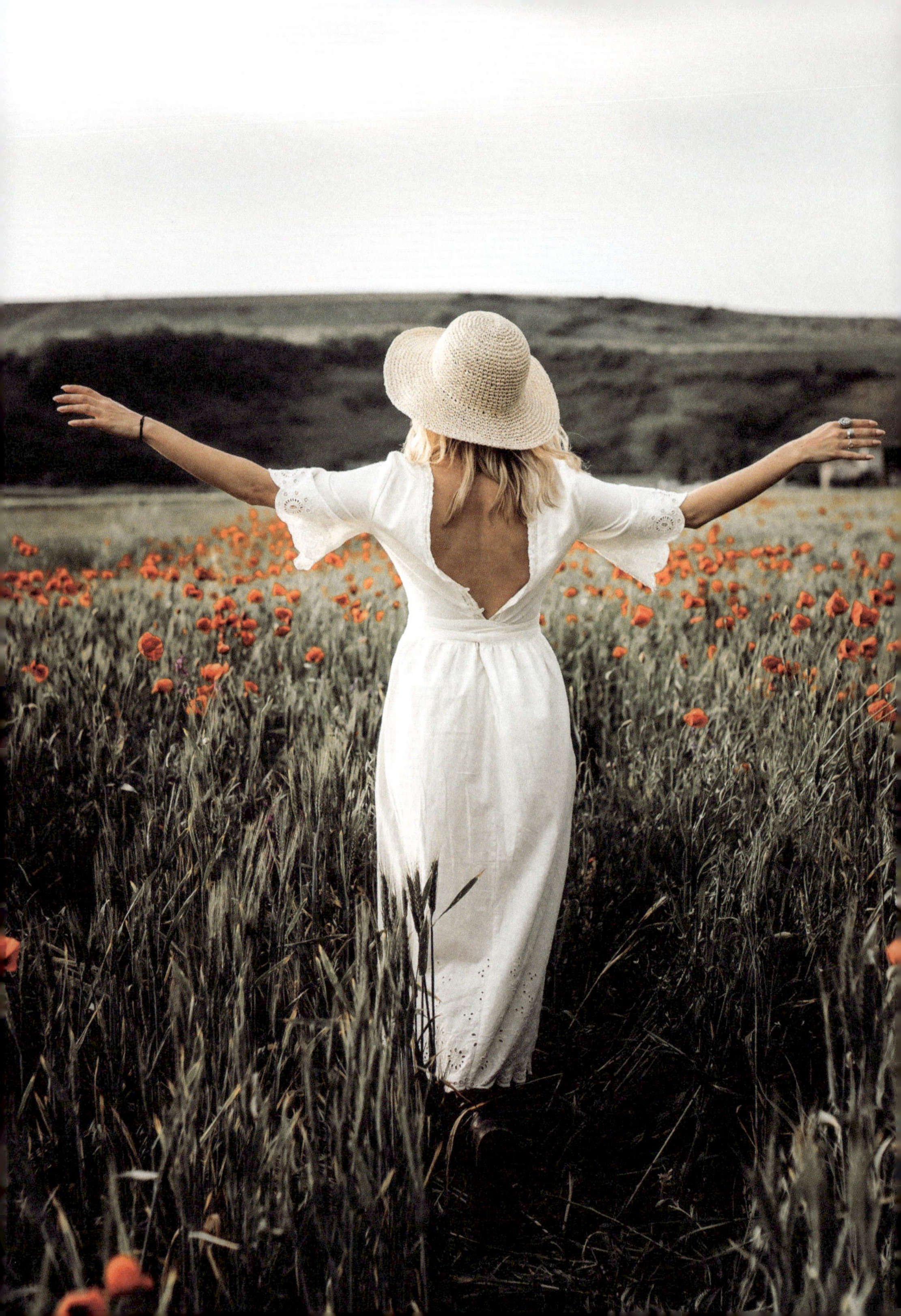

PRÉSENTATION DE L'AUTRICE

Florence Leray est naturopathe.

Une première expérience de 20 ans en tant que responsable commerciale au sein du laboratoire CVPA (Centre de Valorisation des Produits Alimentaires) de Saint-Malo – prestataire spécialisé dans l'hygiène et la qualité des produits alimentaires – lui permet d'acquérir une connaissance spécifique de la filière agro-alimentaire et de la qualité de l'alimentation.

Par la suite, elle choisit de se former à la naturopathie pour accompagner des personnes sur la voie du bien-être et de la santé naturelle.

Diplômée depuis 2016, elle a rejoint une enseigne bio pour y dispenser du conseil sur l'alimentation, les compléments alimentaires et la phytothérapie.

INTRODUCTION

La ménopause est un sujet universel, car il concerne toutes les femmes sans exception, quelle que soit leur culture, origine, croyance ou éducation ; il concerne également les hommes, car le regard qu'ils portent sur cette étape est important et déterminant.

En médecine traditionnelle chinoise, la ménopause est vécue comme un nouveau départ, elle est baptisée « le second printemps ». Les chinois considèrent l'arrêt des règles comme un phénomène naturel qui permet de ralentir le processus de vieillissement et de ramener un nouvel équilibre après cette transition. Le sang et le ch'i, ne sont plus dépensés par les menstruations et se retrouvent disponibles pour donner à la femme un regain d'énergie.

Chez les Amérindiens, les femmes ménopausées, sont les sages, les gardiennes du clan et de la famille, elles accompagnent et guident la communauté.

Chez Hildegarde de Bingen, moniale du XIIe siècle considérée comme la mère de la naturopathie en Europe, il n'y a aucune ménopause physique ! La seconde moitié de vie est un nouveau départ et non pas une rupture. Elle conseille de démarrer quelque chose de nouveau qui met le cœur en joie (chant, danse, apprentissage de langue...), et d'abandonner quelque chose d'ancien avec lequel on a toujours vécu, ce qui est tout autant un bon exercice. Attention, Hildegarde de Bingen ne recommande pas de changement radical ! Il s'agit plutôt d'une démarche symbolique, comme se défaire d'une mauvaise habitude, ou se séparer d'un objet dont on n'a plus l'usage mais que l'on n'a jamais pu se résoudre à quitter. Tout changement apporte de la fraîcheur aux hormones. Ce qui est important, c'est de toujours chercher, toujours être curieux : celui qui ne cherche plus ne trouve plus.

Les propositions d'Hildegarde de Bingen :

Aller dans la nature

Regarder au-dedans de soi, au lieu de continuellement regarder le corps, l'aspect physique : « Qu'est-ce que je trouve en moi ? »

S'exercer à la communication intérieure, méditer ; pour les croyants : parler avec Dieu et le chercher.

Vous en conviendrez, ces différentes interprétations sont éminemment plus gratifiantes que l'image de la ménagère de plus de 50 ans, qui ne peut plus faire de bébés, va forcément prendre du poids et quelques poils au menton ! Évidemment, cette étape peut être plus ou moins compliquée à vivre, selon la manière dont on l'aborde et selon son parcours. Nous verrons ici les pistes naturelles pour préparer et accompagner au mieux cette phase, sachant que plus la pensée et la parole seront positives, moins perturbants seront les symptômes – mais savoir rire de ses bouffées de chaleur n'est pas évident pour tout le monde !

Je souhaite ici développer une approche plus légère et joyeuse de ce sujet, souvent traité de façon austère et anxiogène, tout en posant les bonnes actions à mettre en place pour que cette transition soit la plus confortable possible.

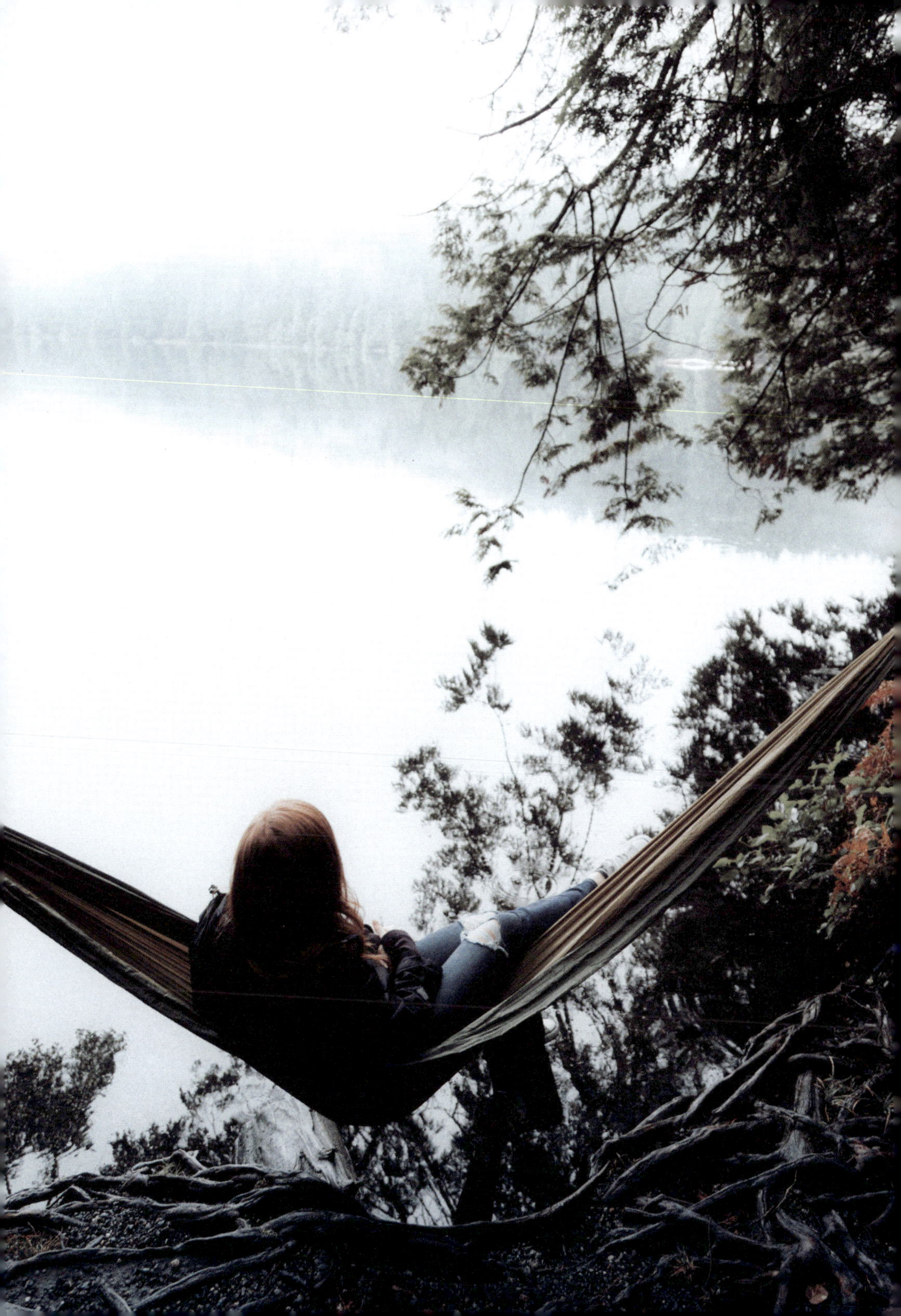

I.

LE SYSTÈME GÉNITAL FÉMININ

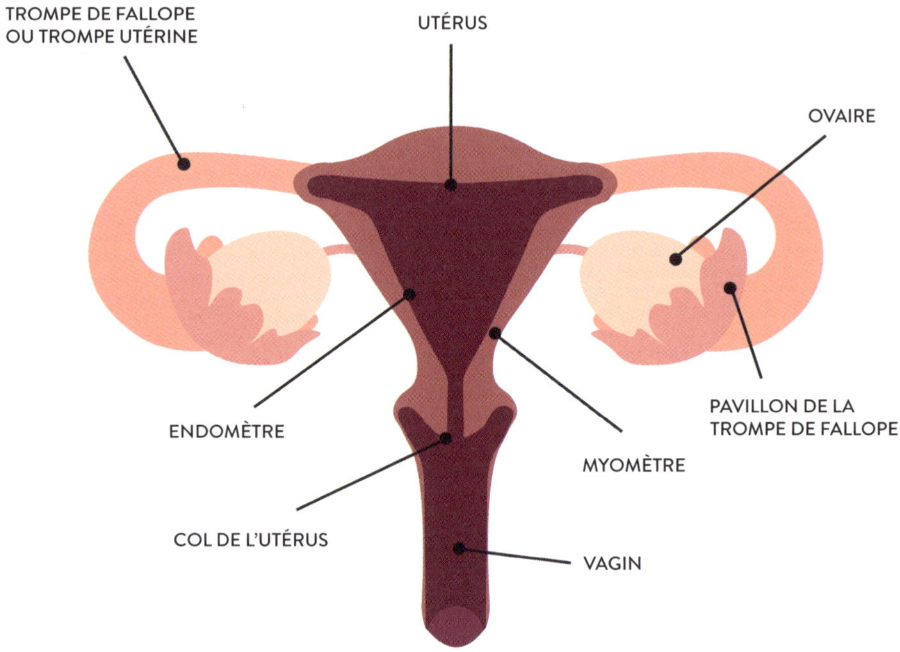

**LES ORGANES GÉNITAUX FÉMININS
VUS DE FACE**

LES ORGANES GÉNITAUX DE LA FEMME

La gynécologie (*gunaïkos* : femme ; *logos* : discours) est la discipline médicale qui s'intéresse au diagnostic et au traitement des maladies du système génital de la femme tout au long de sa vie, et notamment de la puberté jusqu'à la ménopause.

Les organes génitaux féminins comprennent les ovaires, les trompes utérines, l'utérus, le vagin ainsi que les organes externes dont l'ensemble forme la vulve. Les glandes mammaires font également partie du système génital de la femme.

LES ORGANES INTERNES

Les ovaires

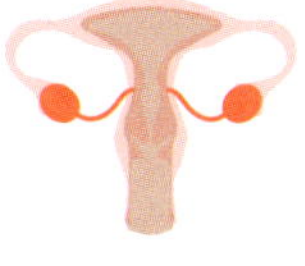

Les ovaires, du latin *ovum* (œuf), sont des organes pairs ; ils sont aussi nommés **glandes génitales** ou **gonades féminines**. Ils ont la même origine embryonnaire que les testicules. Leur forme et leur taille ressemblent à celle d'amandes non écalées. Ils sont de couleur blanche et de consistance ferme. Ils sont situés de chaque côté et en arrière du corps utérin dans la cavité pelvienne, et maintenus en place par des ligaments.

LES OVAIRES SE COMPOSENT DE DEUX PARTIES

Le cortex

Région située en périphérie, elle est composée de tissus conjonctifs denses contenant les follicules ovariens (*folliculus* : petit sac). Chacun de ces derniers se compose d'un ovocyte (ovule) entouré d'un nombre variable de cellules nourricières, soit le stroma ovarien.

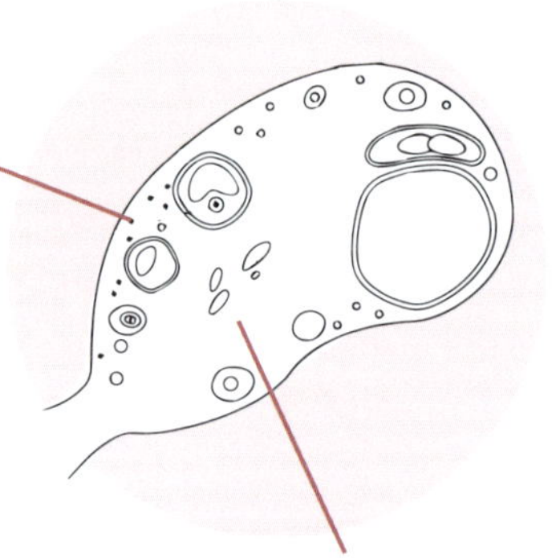

La médulla

Région située en profondeur par rapport au cortex, elle est composée de tissus conjonctifs lâches renfermant des vaisseaux sanguins, des vaisseaux lymphatiques et des nerfs. La médulla est très vascularisée. L'ovaire est bordé par un épithélium superficiel, soit une couche de cellules épithéliales simples (cubiques ou pavimenteuses).

LA FONCTION DE L'OVAIRE EST DOUBLE

1 La production de gamètes femelles

Ils produisent des ovocytes de second ordre (cellule qui se transforme en ovule après la fécondation). C'est la fonction exocrine.

2 La production d'hormones

Tels que la progestérone et les œstrogènes (hormones sexuelles femelles), l'inhibine et la relaxine. C'est la fonction endocrine.

Les trompes utérines ou trompes de Fallope ou salpinx

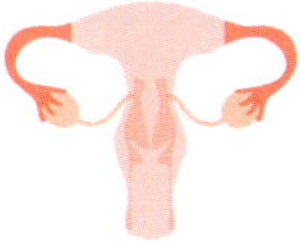

LES TROMPES DE FALLOPE s'étendent de part et d'autre de l'utérus. La portion ouverte en forme d'entonnoir à l'extrémité de chaque trompe, appelée **infundibulum** ou **pavillon**, est située près de l'ovaire, mais s'ouvre dans la cavité pelvienne. Elle est bordée de projections digitiformes appelées **franges tubulaires**. À partir de l'infundibulum, la trompe s'étend vers le plan médian du corps puis se fixe à l'angle supérieur externe de l'utérus. L'ampoule tubaire de la trompe est le siège habituel de la fécondation d'un ovocyte de second ordre par un spermatozoïde. La structure est musculo-membraneuse, composées de cellules ciliées.

L'utérus

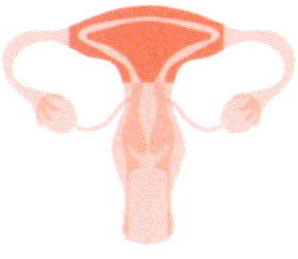

L'UTÉRUS est en forme de poire, de 6 cm à 8 cm de haut. Antéversé et antéfléchi, il se situe entre la vessie et le rectum. Les parties de l'utérus sont le **fundus**, qui correspond à la partie supérieure arrondie, le **corps de l'utérus**, la partie centrale effilée, puis le **col de l'utérus**, dont la partie étroite s'ouvre dans le vagin. Le col comporte deux régions : l'**endocol**, canal allongé reliant la cavité utérine au vagin, et l'**exocol**, surface externe du col faisant saillie dans le fond vaginal. Au niveau du col de l'utérus est sécrétée la glaire cervicale, qui protège l'utérus des virus et bactéries. L'intérieur de l'utérus se nomme la **cavité utérine**.

L'utérus est constitué d'une paroi épaisse composée du **myomètre**, soit 3 couches de tissu musculaire lisse formant la plus grande partie de la paroi de l'utérus, et de l'**endomètre**, soit la couche interne de la paroi, une muqueuse donc un tissu très vascularisé. L'endomètre est composé d'une couche basale permanente et d'une couche fonctionnelle qui évolue en fonction des menstruations.

Le vagin

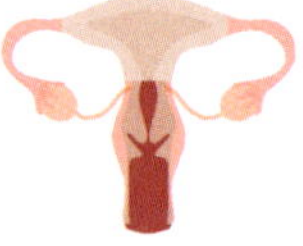

LE VAGIN est un tube qui s'étend du col de l'utérus jusqu'à l'extérieur du corps. Il reçoit le pénis pendant le coït et sert de passage pour le flux menstruel et pour le bébé à l'accouchement. Il est situé entre la **vessie** et l'**urètre** en avant et le rectum en arrière. Il mesure 10 cm de long à plus ou moins 2 à 4 cm. Il est composé de tissus musculo-membraneux (épithélium stratifié, tissus conjonctifs et muscles). La couche musculaire du vagin est composée de myocytes lisses, dont la grande élasticité permet l'entrée du pénis pendant le coït et le passage du bébé pendant l'accouchement. Un cul-de-sac annulaire appelé **fornix du vagin** (*fornix* : voûte) entoure la partie vaginale du col de l'utérus. Un mince repli muqueux appelé **hymen** peut border partiellement l'**ostium du vagin** ou **orifice vaginal inférieur**, c'est-à-dire l'ouverture de ce dernier sur l'extérieur.

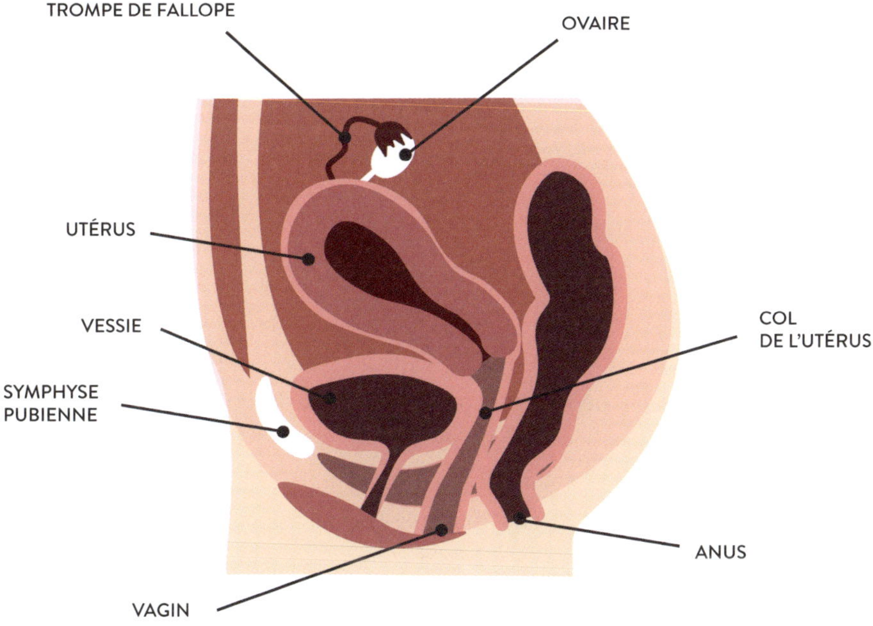

**LES ORGANES GÉNITAUX FÉMININS
VUS DE PROFIL**

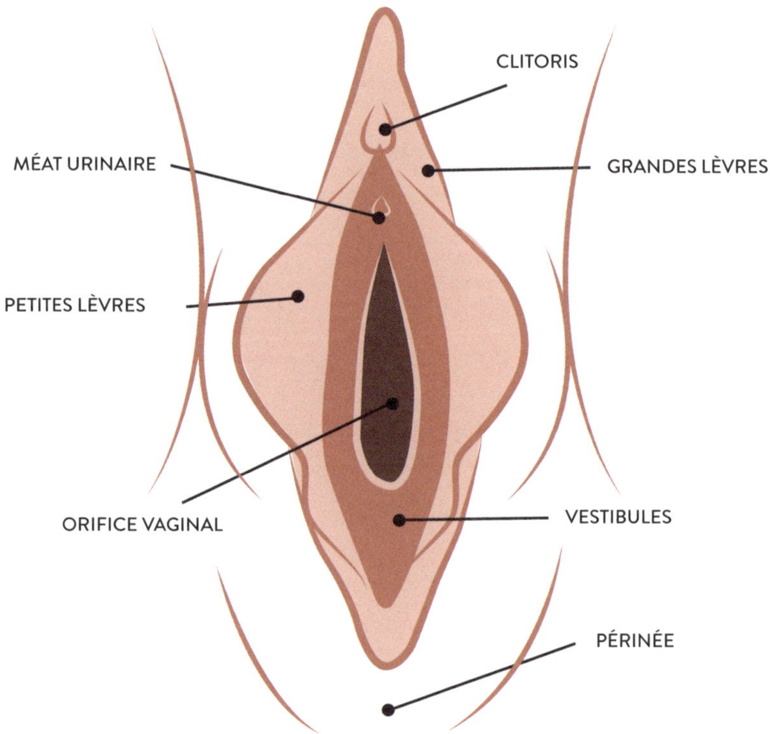

LES ORGANES GÉNITAUX FÉMININS EXTERNES

LES ORGANES EXTERNES

LE PÉRINÉE est une région qui forme un losange entre les cuisses et les fesses chez les femmes comme chez les hommes, il comprend les **organes génitaux externes** et l'**anus**.

LE TERME VULVE désigne l'ensemble des organes génitaux externes de la femme. Le **mont du pubis** est une proéminence de tissus adipeux garnie de poils pubiens épais, qui recouvre et protège la **symphyse pubienne**.

LES GRANDES LÈVRES, deux replis longitudinaux de peau, s'étendent vers le bas et l'arrière à partir du mont du pubis. Chez la femme, les grandes lèvres dérivent des mêmes tissus embryonnaires que le scrotum chez l'homme. Elles contiennent du tissu adipeux, des **glandes sébacées** et des **glandes sudoripares** (*sudor* : sueur). Comme le mont du pubis, elles sont recouvertes de poils pubiens.

LES PETITES LÈVRES sont deux replis cutanés plus minces à l'intérieur des grandes lèvres. Elles sont dépourvues de poils et de tissus adipeux, elles contiennent peu de glandes sudoripares, mais beaucoup de glandes sébacées. Après la ménopause, les grandes et petites lèvres ont tendance à s'atrophier.

LE CLITORIS est une petite masse cylindrique composée de tissu érectile et de nerfs. Il est situé à la jonction antérieure des petites lèvres. Un repli cutané appelé **prépuce du clitoris** recouvre le clitoris au point d'union des petites lèvres. Sa partie exposée est le **gland du clitoris**. À l'instar du pénis, le clitoris réagit à la stimulation tactile.

LE VESTIBULE DU VAGIN est la région située entre les petites lèvres. Il renferme l'hymen (s'il est intact), l'**ostium du vagin**, qui permet à cet organe de s'ouvrir sur l'extérieur, l'**ostium externe de l'urètre**, qui fait communiquer l'urètre avec l'extérieur, et les orifices des conduits des **glandes para-urétrales**. Ces glandes sécrètent du mucus et sont enfouies dans les parois de l'urètre. Elles dérivent des mêmes tissus embryonnaires que ceux de la prostate. De chaque côté de l'ostium du vagin, les **glandes vestibulaires majeures** ou **glandes de Bartholin** produisent une petite quantité de mucus qui s'ajoute à la glaire cervicale, sécrétion produite par les cellules de la muqueuse du col de l'utérus et accentue la lubrification durant l'excitation sexuelle et le coït. Les glandes bulbo-urétrales sont homologues à ces structures.

LES GLANDES MAMMAIRES

LA GLANDE MAMMAIRE, située à l'intérieur du sein, est en fait une glande exocrine de type sudoripare modifiée qui produit du lait. Chaque sein est situé à la surface des muscles grand pectoral et dentelé intérieur, auxquels il est fixé par une couche de tissu conjonctif. L'extrémité du sein est soulevée et pigmentée. Elle forme le **mamelon** qui comporte une série d'orifices d'abouchement (les pores) des canaux galactophores, très rapprochés d'où s'écoule le lait. Le cercle de peau pigmentée entourant le mamelon est appelé aréole (*aerola* : petite aire). Celle-ci doit son apparence rugueuse aux glandes sébacées modifiées qu'elle contient.

L'intérieur de chaque glande mammaire se compose de 15 à 20 **lobes** disposés en cercles et séparés par du tissu adipeux et des bandes de tissus conjonctifs appelées **ligaments suspenseurs du sein** qui servent de soutien à ce dernier. Chaque lobe se subdivise en 20 à 40 comparti-

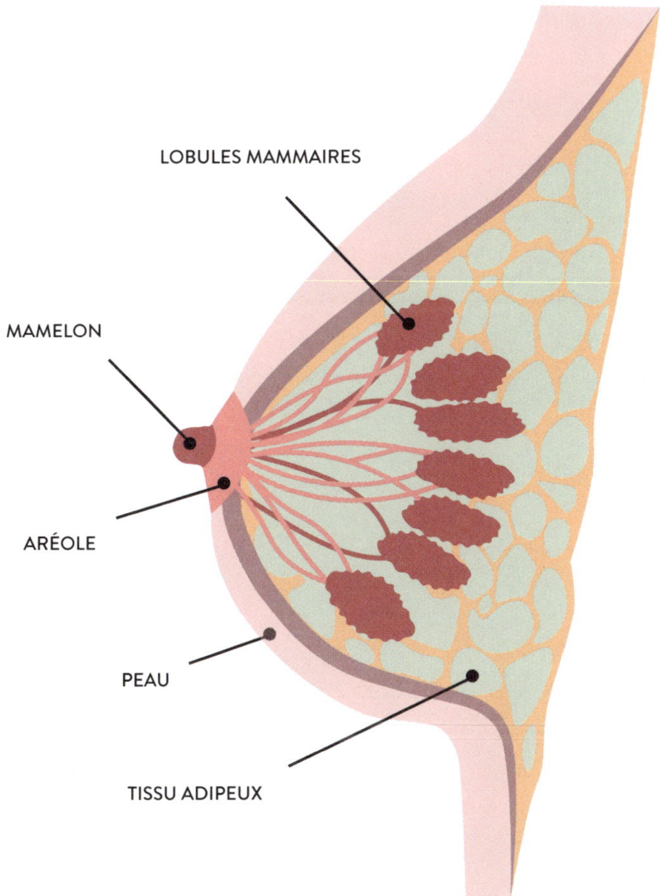

LES GLANDES MAMMAIRES

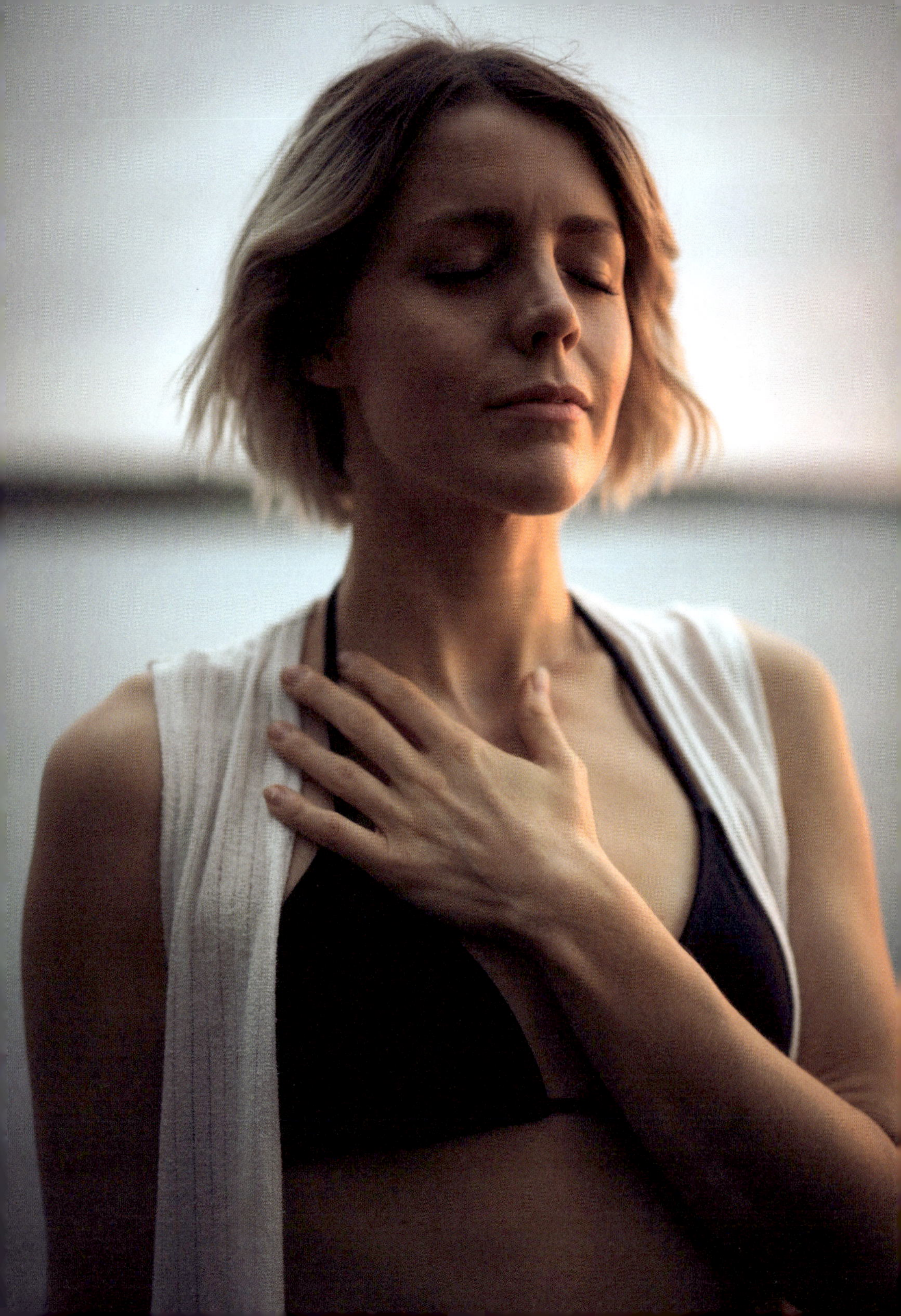

ments plus petits, appelés lobules. Chaque lobule contient 10 à 100 **alvéoles** ou **acinus**, qui abritent les glandes sécrétrices du lait. Le lait sécrété passe des alvéoles de la glande mammaire à une série de canaux qui s'ouvrent dans le mamelon.

À la naissance, les glandes mammaires sont sous-développées et forment de légères élévations sur la poitrine. À la puberté, sous l'influence des œstrogènes et de la progestérone, les seins de la femme commencent à grossir. Le système de conduits atteint sa maturité et de la graisse s'accumule, ce qui accroît la taille des seins. L'aréole et le mamelon grossissent aussi et deviennent plus foncés.

Les fonctions de la glande mammaire, qui consistent à synthétiser, sécréter et éjecter le lait, constituent la **lactation**, un phénomène associé à la grossesse et à l'accouchement. La production est principalement stimulée par la prolactine, une hormone sécrétée par l'adénohypophyse, ainsi que par la progestérone et les œstrogènes. L'éjection du lait se produit grâce à l'ocytocine, hormone libérée par la neurohypophyse en réponse à la stimulation mécanique du mamelon par le bébé qui tète.

RAPPELS PHYSIOLOGIQUES

L'ovogenèse est la formation des gamètes dans les ovaires, elle commence chez la femme avant même la naissance, lors de la vie embryonnaire. La femme possède tout son capital d'ovocytes à la naissance soit 2 millions. L'ovogenèse fait appel à la méiose et assure la maturation des cellules qui résultent de cette division.

LA MÉIOSE I

Au début du développement fœtal, à partir de la 6e semaine, les cellules germinales des ovaires se différencient en **ovogonies**. Avant la naissance, la plupart de ces ovogonies dégénèrent, mais un petit nombre d'entre elles deviennent des **ovocytes de premier ordre** (ovocytes I ou ovocytes primaires). Ces derniers entrent en méiose I durant le développement fœtal, mais ils ne l'achèvent qu'après la puberté. Durant la vie fœtale, chaque ovocyte de premier ordre s'entoure d'une couche unique de cellules et est appelé à former un follicule ovarique. À la naissance, chaque ovaire contient de 200 000 à 2 000 000 d'ovocytes de premier ordre et, de ce fait, autant de follicules ovariques en puissance. À la puberté, il en reste encore 40 000 ; durant la période de procréation de la femme, seuls 400 d'entre eux deviennent matures et parviennent à l'ovulation. Les autres dégénèrent.

Tous les mois après la puberté, les hormones sécrétées par l'adénohypophyse (LH et FSH) stimulent la reprise de l'ovogenèse, de sorte que plusieurs ovocytes de premier ordre reprennent leur méiose I ; normalement, un seul atteindra la maturité nécessaire pour l'ovulation. L'ovocyte de

OVOGÉNÈSE

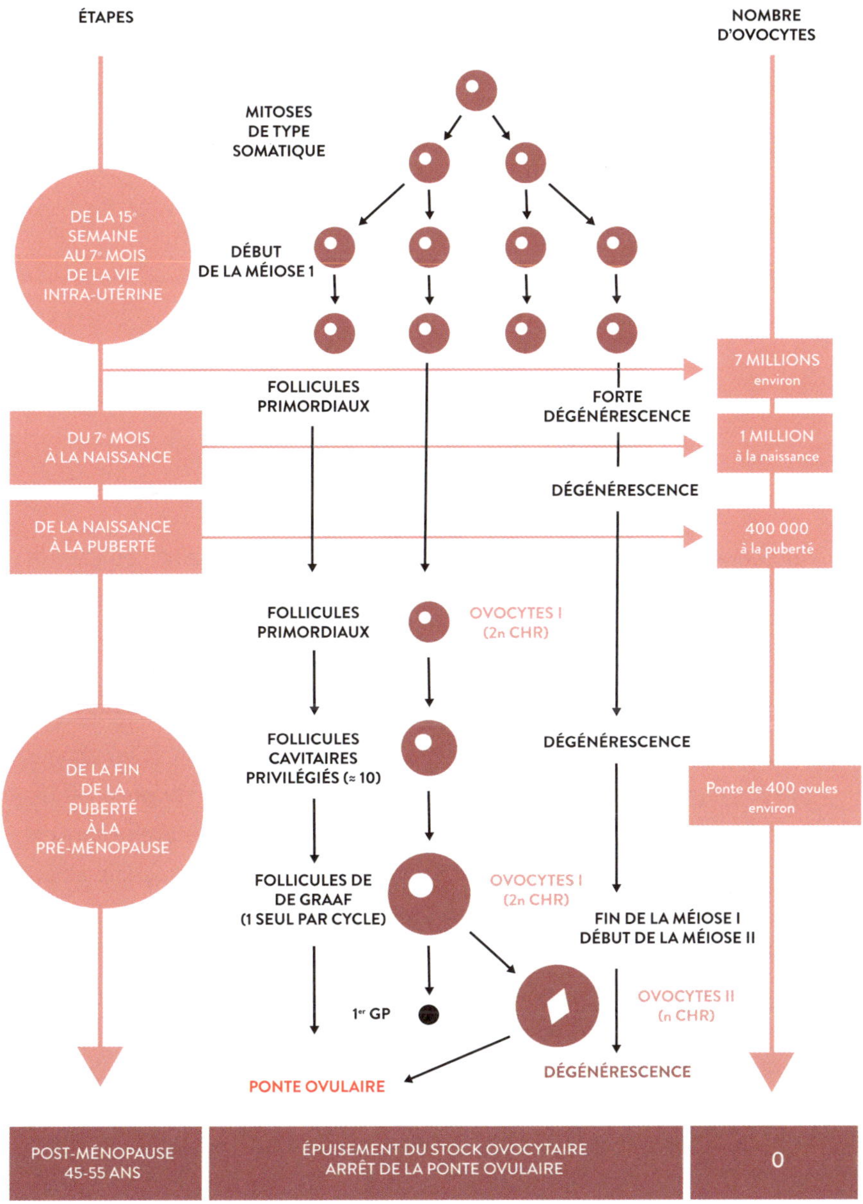
ÉTAPES
NOMBRE D'OVOCYTES
MITOSES DE TYPE SOMATIQUE
DE LA 15e SEMAINE AU 7e MOIS DE LA VIE INTRA-UTÉRINE
DÉBUT DE LA MÉIOSE 1
7 MILLIONS environ
FOLLICULES PRIMORDIAUX
FORTE DÉGÉNÉRESCENCE
DU 7e MOIS À LA NAISSANCE
1 MILLION à la naissance
DÉGÉNÉRESCENCE
DE LA NAISSANCE À LA PUBERTÉ
400 000 à la puberté
FOLLICULES PRIMORDIAUX
OVOCYTES I (2n CHR)
FOLLICULES CAVITAIRES PRIVILÉGIÉS (≈ 10)
DÉGÉNÉRESCENCE
DE LA FIN DE LA PUBERTÉ À LA PRÉ-MÉNOPAUSE
Ponte de 400 ovules environ
FOLLICULES DE DE GRAAF (1 SEUL PAR CYCLE)
OVOCYTES I (2n CHR)
FIN DE LA MÉIOSE I
DÉBUT DE LA MÉIOSE II
1er GP
OVOCYTES II (n CHR)
DÉGÉNÉRESCENCE
PONTE OVULAIRE
POST-MÉNOPAUSE 45-55 ANS
ÉPUISEMENT DU STOCK OVOCYTAIRE
ARRÊT DE LA PONTE OVULAIRE
0

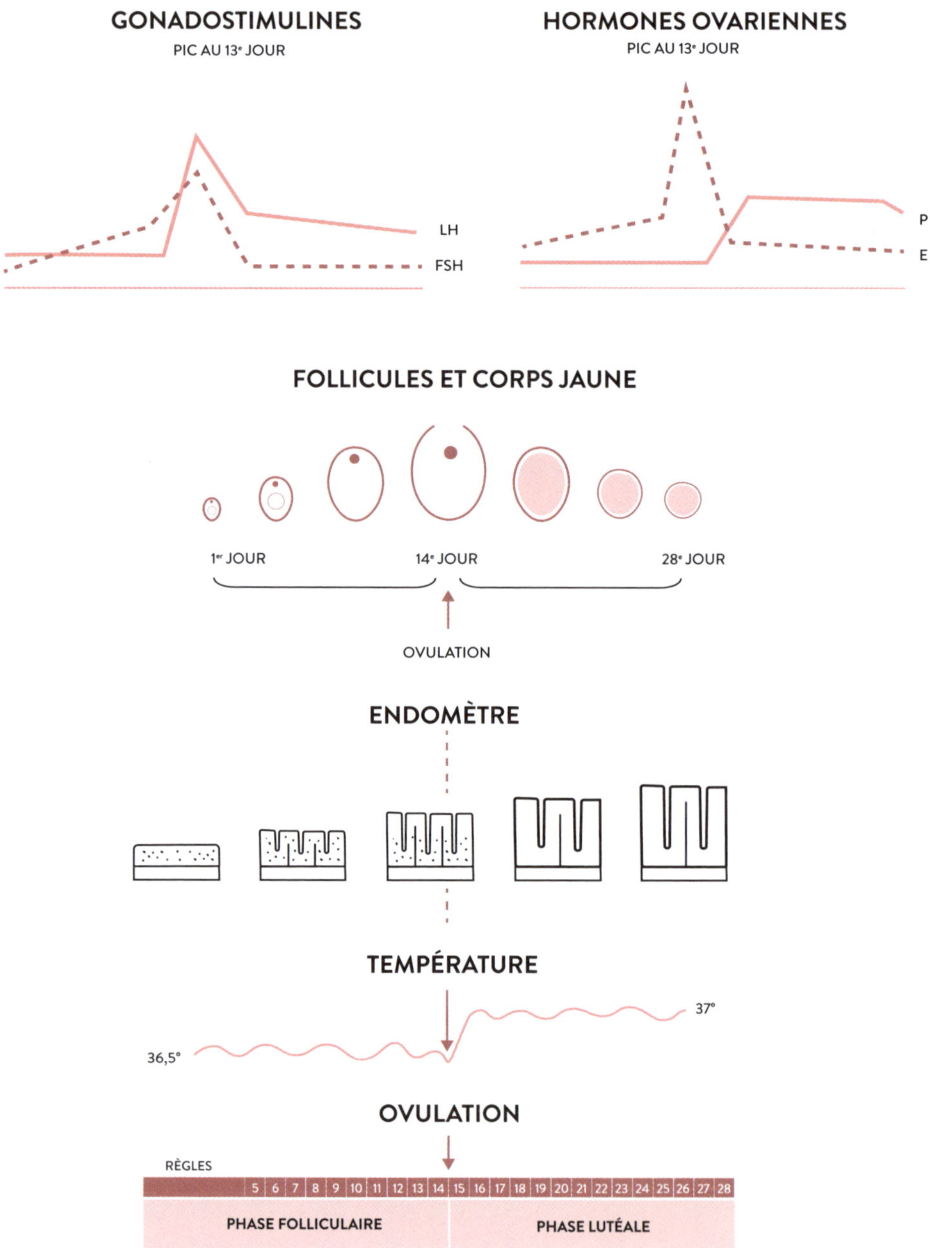
GONADOSTIMULINES
PIC AU 13e JOUR
LH
FSH
HORMONES OVARIENNES
PIC AU 13e JOUR
P
E
FOLLICULES ET CORPS JAUNE
1er JOUR
14e JOUR
28e JOUR
OVULATION
ENDOMÈTRE
TEMPÉRATURE
36,5°
37°
OVULATION
RÈGLES
5 6 7 8 9 10 11 12 13 14 15 16 17 18 19 20 21 22 23 24 25 26 27 28
PHASE FOLLICULAIRE
PHASE LUTÉALE

premier ordre diploïde termine la méiose I, qui donne deux cellules haploïdes de tailles inégales, contenant chacune 23 chromosomes (n) possédant deux chromatides encore unis par un centromère. La plus petite cellule issue de la méiose I, appelée globule polaire I, consiste essentiellement en un amas de déchets de matière nucléaire. La plus grosse cellule est un **ovocyte de second ordre**, appelé aussi ovocyte II ou encore ovocyte secondaire, dans lequel se trouve la majeure partie du cytoplasme. Cet ovocyte de second ordre entreprend alors la méiose II, puis celle-ci s'arrête. Le follicule ovarique mûr, dans lequel ces évènements se déroulent, se rompt et libère son ovocyte de second ordre lors de l'**ovulation**.

LA MÉIOSE II

Au cours de l'ovulation (au 14e jour du cycle menstruel), habituellement un seul ovocyte de second ordre (avec le globule polaire I) est expulsé dans la cavité pelvienne et capté par la trompe utérine. Si un spermatozoïde pénètre dans le cytoplasme de l'ovocyte de second ordre (fécondation), la méiose II reprend. L'ovocyte de second ordre se divise alors en deux cellules haploïdes (n) de tailles inégales. La plus grosse de ces cellules est l'**ovule**, c'est-à-dire l'ovocyte mature, et la plus petite est le globule polaire II. Les noyaux du spermatozoïde et de l'ovule s'unissent pour former un zygote diploïde (2n). Le globule polaire I peut se diviser et former à son tour deux globules polaires II. Ainsi l'ovocyte de premier ordre donnera naissance à trois globules polaires haploïdes (n), tous appelés à dégénérer, et à un globule haploïde (n).

> Un ovocyte de premier ordre donne naissance à un seul gamète (un ovocyte de second ordre, qui devient un ovule après la fécondation). Chez l'homme, un spermatocyte primaire produit 4 gamètes fonctionnels (spermatozoïdes).

LE CYCLE DE REPRODUCTION CHEZ LA FEMME

Quand elle est en âge de procréer et qu'elle n'est pas enceinte, la femme connaît normalement une séquence cyclique de changements dans les ovaires et l'utérus. Chaque cycle, d'une durée d'environ un mois, permet l'ovogenèse et prépare l'utérus à recevoir un ovule fécondé. Ce sont des hormones sécrétées par l'hypothalamus, l'adénohypophyse et les ovaires qui régissent les principales étapes du cycle de la reproduction.

Les hormones stéroïdes libérées par les ovaires régissent le **cycle menstruel**, soit la série concomitante de changements que subit l'endomètre de l'utérus pour l'arrivée d'un ovule fécondé qui pourra s'y développer jusqu'à la naissance. Si la fécondation n'a pas lieu, le taux d'hormones ovariennes diminue, ce qui cause la **desquamation de l'endomètre**, soit la dénaturation de ce dernier afin d'être éliminé via les **règles**.

Le terme **cycle de la reproduction** chez la femme désigne l'ensemble des cycles ovarien et menstruel, les changements hormonaux qui les régissent et les changements cycliques connexes touchant les seins et le col de l'utérus.

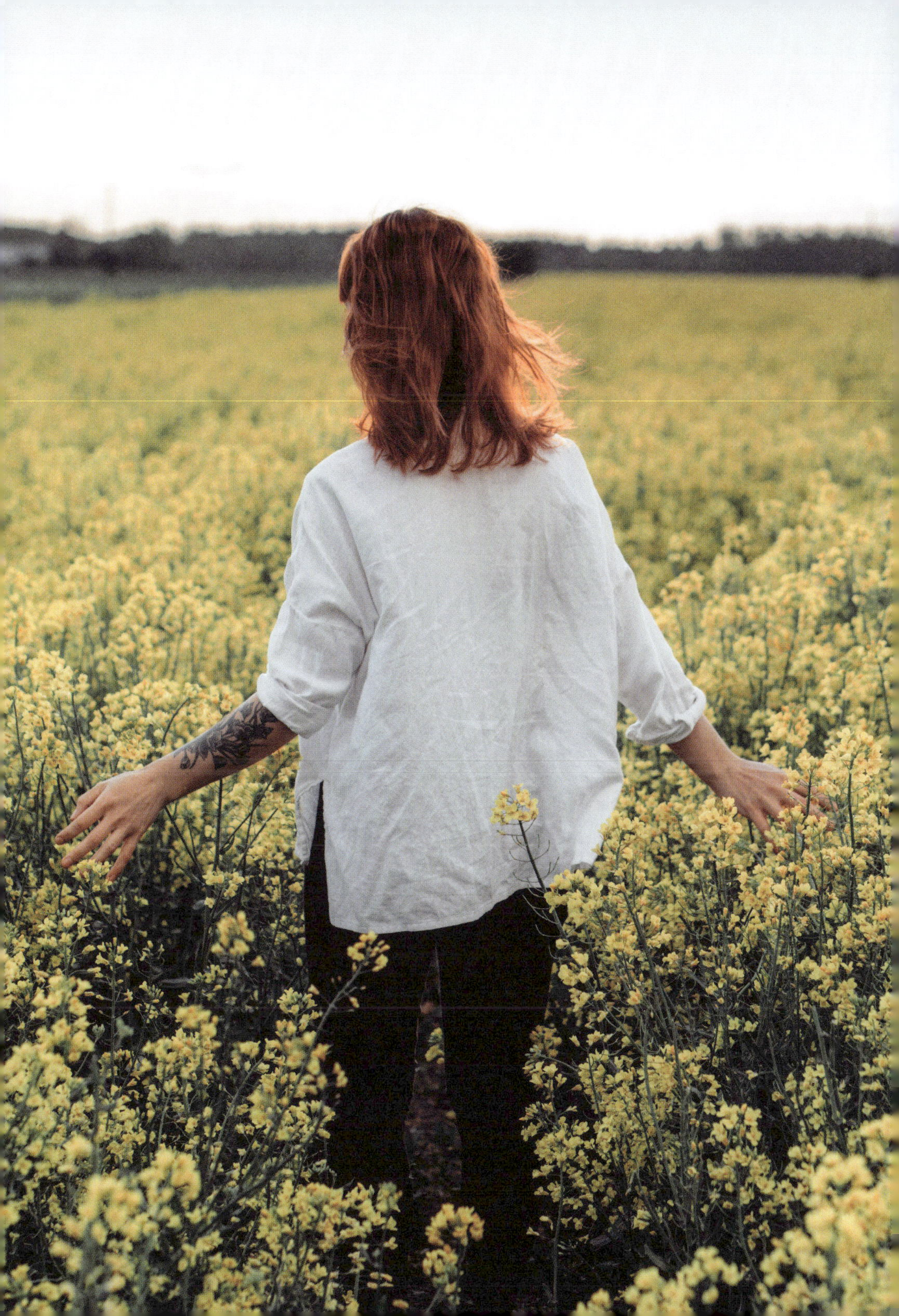

LA RÉGULATION HORMONALE DU CYCLE DE LA REPRODUCTION CHEZ LA FEMME

Les cycles ovarien et menstruel sont régis par la **gonadolibérine (GnRH)** sécrétée par l'hypothalamus. La GnRH stimule la libération de l'**hormone folliculostimulante (FSH)** et de l'**hormone lutéinisante (LH)** par l'adénohypophyse. La FSH déclenche à son tour la croissance des follicules ovariques, tandis que la LH stimule la suite de leur développement. En outre, la FSH et la LH stimulent la sécrétion d'œstrogènes par les follicules. Au milieu du cycle, la LH déclenche l'ovulation et favorise ensuite la formation du **corps jaune**[1] et la sécrétion par ce dernier des **œstrogènes**, de la **progestérone**, de la **relaxine** et de l'**inhibine**. En cas de non-fécondation, le corps jaune disparaît (26e jour) provoquant l'arrêt de la synthèse de progestérone.

Les œstrogènes sécrétés par les follicules ovariques remplissent plusieurs fonctions importantes :

- **Ils favorisent le développement et le maintien des structures du système génital, des caractères sexuels secondaires et des glandes mammaires de la femme.** Les caractères sexuels secondaires

1. Formation temporaire située à l'intérieur de l'ovaire, qui résulte de la transformation du follicule mûr après expulsion de l'ovocyte lors de l'ovulation.

comprennent la répartition du tissu adipeux dans les seins, l'abdomen, le mont du pubis et les hanches ; l'élargissement du bassin ; et le mode de croissance des cheveux et des poils sur le corps.

- **Ils stimulent la synthèse des protéines**, en synergie avec l'hormone de croissance (hGH), l'insuline et les hormones thyroïdiennes.
- **Ils abaissent le taux de cholestérol sanguin**, ce qui explique pourquoi les femmes non ménopausées sont moins sujettes aux coronaropathies que les hommes du même âge.

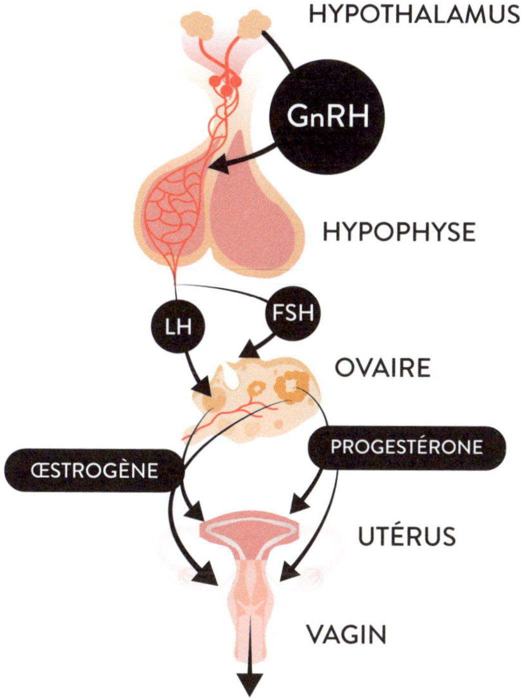

Sécrétée principalement par les cellules du corps jaune, la **progestérone** coopère avec les œstrogènes pour préparer puis maintenir l'endomètre en vue de l'implantation d'un ovule fécondé et pour préparer les glandes **mammaires** à la sécrétion de lait.

Produite en faible quantité par le corps jaune durant chaque cycle menstruel, la **relaxine** favorise le relâchement du myomètre utérin en inhibant les contractions des myocytes lisses. On croit que cela facilite l'implantation de l'ovule fécondé. Au cours de la grossesse, le placenta produit beaucoup plus de relaxine et continue à détendre le muscle lisse de l'utérus. À la fin de chaque grossesse, la relaxine assouplit la symphyse pubienne et contribue à la dilatation du col de l'utérus, ce qui facilite le passage du bébé pendant l'accouchement.

L'**inhibine** est sécrétée par les follicules en croissance et par le corps jaune après l'ovulation. Elle inhibe la sécrétion de FSH et, dans une moindre mesure de LH.

LES PHASES DU CYCLE DE REPRODUCTION CHEZ LA FEMME

La durée du cycle de reproduction chez la femme varie entre 24 et 35 jours. Nous la fixerons ici à 28 jours, découpés en quatre phases :

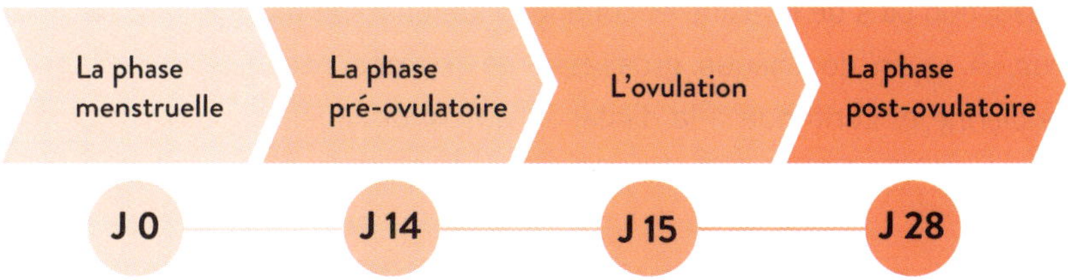

La phase menstruelle

Elle est également appelée menstruations ou règles, et se déroule pendant les 5 premiers jours du cycle environ.

Dans les ovaires, sous l'influence de la FSH, plusieurs **follicules ovariques** se développent et grossissent.

Dans l'utérus le flux menstruel se compose de 50 ml à 150 ml de sang et de cellules tissulaires expulsées par l'endomètre. Cet écoulement est provoqué par la diminution du taux des hormones ovariennes (progestérones et œstrogènes), qui cause la constriction des artérioles spiralées de l'utérus. N'étant plus suffisamment irriguées par ces artérioles, les cellules manquent d'oxygène et commencent à mourir. Peu à peu la couche fonctionnelle de l'endomètre se desquame. Le flux menstruel passe de la cavité utérine au col de l'utérus puis s'écoule dans le vagin avant de sortir du corps.

La phase pré-ovulatoire

Elle correspond à la période entre la fin des menstruations et l'ovulation. Sa durée est plus variable que celle des autres phases et détermine en grande partie les différences entre les cycles. Pour un cycle de 28 jours, elle s'étend du jour 6 au jour 13.

Dans les **ovaires**, plusieurs follicules poursuivent leur croissance et commencent à sécréter des œstrogènes en quantité modérée et de l'inhibine.

Vers le jour 6, dans un des deux ovaires, un seul follicule plus gros que les autres devient le **follicule ovarique dominant**. Les œstrogènes et l'inhibine sécrétés par ce follicule abaissent la sécrétion de FSH, ce qui stoppe la croissance des autres follicules ovariques et entraîne leur résorption.

Le follicule dominant devient le follicule ovarique mature qui continue à grossir jusqu'à ce qu'il soit prêt pour l'ovulation. Il forme alors une saillie semblable à une vésicule à la surface de l'ovaire. Au cours de la maturation, il produit de plus en plus d'œstrogènes sous l'influence de l'augmentation du taux de LH.

L'ensemble des phases menstruelles et pré-ovulatoires correspond à la phase folliculaire du cycle ovarien, car c'est à ce moment que les follicules ovariques se développent.

Dans l'**utérus** les œstrogènes libérés dans le sang par les follicules ovariques en croissance stimulent la reconstitution de l'endomètre. À mesure que l'endomètre s'épaissit, des glandes utérines allongées et sinueuses s'y enfoncent et les artérioles s'enroulent et s'allongent. L'épaisseur de l'endomètre double presque et atteint 4 à 10 mm.

L'ovulation

DANS L'OVAIRE

Durant l'ovulation, qui se produit habituellement au 14e jour d'un cycle de 28 jours, le follicule ovarique mûr se rompt et l'ovocyte de second ordre est libéré dans la cavité pelvienne.

Pendant la dernière partie de la phase pré-ovulatoire, les œstrogènes sont produits en quantité relativement élevée. Leur action, qui est inhibitrice sur la LH et la GnRH lorsqu'elle s'exerce à dose modérée, se transforme alors en rétroactivation. En effet, le taux élevé d'œstrogènes stimule l'hypothalamus, qui libère une plus grande quantité de GnRH, ainsi que de l'adénohypophyse, qui sécrète une plus grande quantité de LH. L'afflux brusque de LH qui en résulte provoque la rupture du follicule ovarique mûr et l'expulsion de l'ovocyte de second ordre. Un test en vente libre permet de détecter l'afflux de LH dans le but de prédire l'ovulation un jour à l'avance.

DANS L'UTÉRUS

Les taux élevés d'œstrogènes stimulent la prolifération de la couche fonctionnelle de l'endomètre qui continue à s'épaissir, à se vasculariser et à s'enrichir de glandes utérines.

La phase post-ovulatoire

La phase post-ovulatoire constitue la période entre l'ovulation et le début de la prochaine menstruation. C'est la phase dont la durée est la plus constante : elle dure 14 jours et s'étend des jours 15 à 28 d'un cycle de 28 jours.

L'ACTIVITÉ DANS L'OVAIRE

Après l'ovulation, le follicule ovarique mûr s'affaisse. Stimulées par la LH, les cellules folliculaires restantes grossissent et forment le corps jaune, qui sécrète de la progestérone, des œstrogènes, de la relaxine et de l'inhibine. Dans le cycle ovarien cette phase est appelée **phase lutéale**.

Les étapes qui suivent varient selon qu'il y a eu ou non fécondation. Si l'ovocyte n'est pas fécondé, le corps jaune se maintient seulement pendant deux semaines, après quoi son activité sécrétrice diminue, et il dégénère en corps blanc. Lorsque les taux de progestérone, d'œstrogènes et d'inhibine décroissent, la libération de GnRH, de FSH et de LH se met à augmenter de nouveau, car elle n'est plus soumise à la rétro-inhibition exercée par les hormones ovariennes. La croissance folliculaire peut donc reprendre et un nouveau cycle ovarien commence.

Si l'ovocyte de second ordre est fécondé et commence à se diviser, le corps jaune demeure au-delà de deux semaines. Il échappe à la dégénérescence grâce à la **gonadotrophine humaine (hCG pour human chorionic gonadotropin)**, une hormone produite par l'embryon environ 8 jours après la fécondation. Comme la LH, l'hCG stimule l'activité sécrétrice du corps jaune. Sa présence dans le sang ou l'urine de la femme est un signe de grossesse ; c'est ce que détectent les tests de grossesse en vente libre.

L'ACTIVITÉ DANS L'UTÉRUS

La progestérone et les œstrogènes produits par le corps jaune favorisent la croissance des glandes utérines, qui commencent à sécréter du glycogène. Ils font aussi augmenter la vascularisation de l'endomètre et provoquent son épaississement. Ces changements préparatoires culminent environ une semaine après l'ovulation, moment qui correspond à l'arrivée possible d'un ovule fécondé dans l'utérus.

LE VIEILLISSEMENT DES SYSTÈMES GÉNITAUX

Avant l'âge de 10 ans, le système génital demeure à l'état juvénile chez les deux sexes. Ils subissent ensuite diverses modifications dictées par les hormones.

La **puberté** est la période de vie qui marque l'apparition des caractères sexuels secondaires et le début de la période où la reproduction est possible. Le début de la puberté se caractérise par des poussées de sécrétion de LH et de FSH déclenchées par un afflux de GnRH. Les stimulus qui causent les afflux de GnRH ne sont pas encore bien connus, mais il semble qu'une hormone, la leptine, contribue à la stimulation de sa sécrétion. Juste avant la puberté, les taux de leptine augmentent proportionnellement à la masse de tissu adipeux. Cette hormone signale peut-être à l'hypothalamus que les réserves d'énergie emmagasinées à long terme (triacylglycérols dans le tissu adipeux) sont suffisantes pour que les fonctions de procréation s'amorcent.

Chez la femme, le cycle de la reproduction se déroule normalement une fois par mois à partir de la première menstruation, appelée **ménarche**, jusqu'à la ménopause, période où la menstruation cesse définitivement. Entre la ménarche et la ménopause, la fécondité de la femme est variable. Entre 40 ans et 50 ans, la réserve de follicules ovariques s'épuise, ce qui a pour effet de diminuer la réponse des ovaires à la stimulation hormonale. La production d'œstrogènes chute, même si l'adénohypophyse continue de sécréter en abondance de la FSH et de la LH. À la ménopause, de nombreuses femmes ont des bouffées de chaleur et transpirent abondamment – signes qui correspondent à des poussées de libération de GnRH.

LES AUTRES INCONFORTS SUSCEPTIBLES D'ACCOMPAGNER LA MÉNOPAUSE

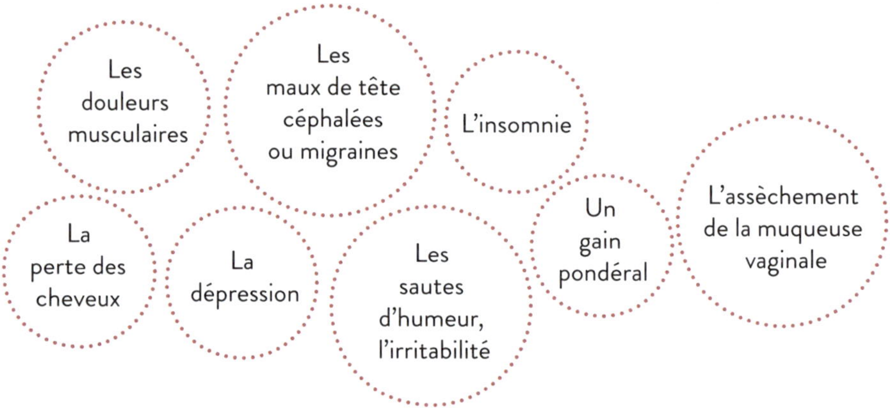

Après la ménopause, les ovaires, les trompes utérines, l'utérus, le vagin, les organes génitaux externes et les seins continuent à s'atrophier. En raison de la baisse du taux d'œstrogènes, la plupart des femmes subissent ainsi une diminution de la densité minérale des os, d'où le risque d'ostéoporose. Le désir sexuel (libido) demeure toutefois constant, probablement sous l'action des androgènes sécrétés par les surrénales.

L'incidence du cancer du corps de l'utérus est plus élevée vers l'âge de 65 ans, tandis que le cancer du col de l'utérus frappe davantage les femmes plus jeunes.

> Voyons maintenant plus en détail l'étape de la ménopause, les changements physiologiques qui l'accompagnent et leurs éventuels troubles associés, ainsi que les propositions naturopathiques pour mieux vivre ce moment incontournable dans la vie d'une femme.

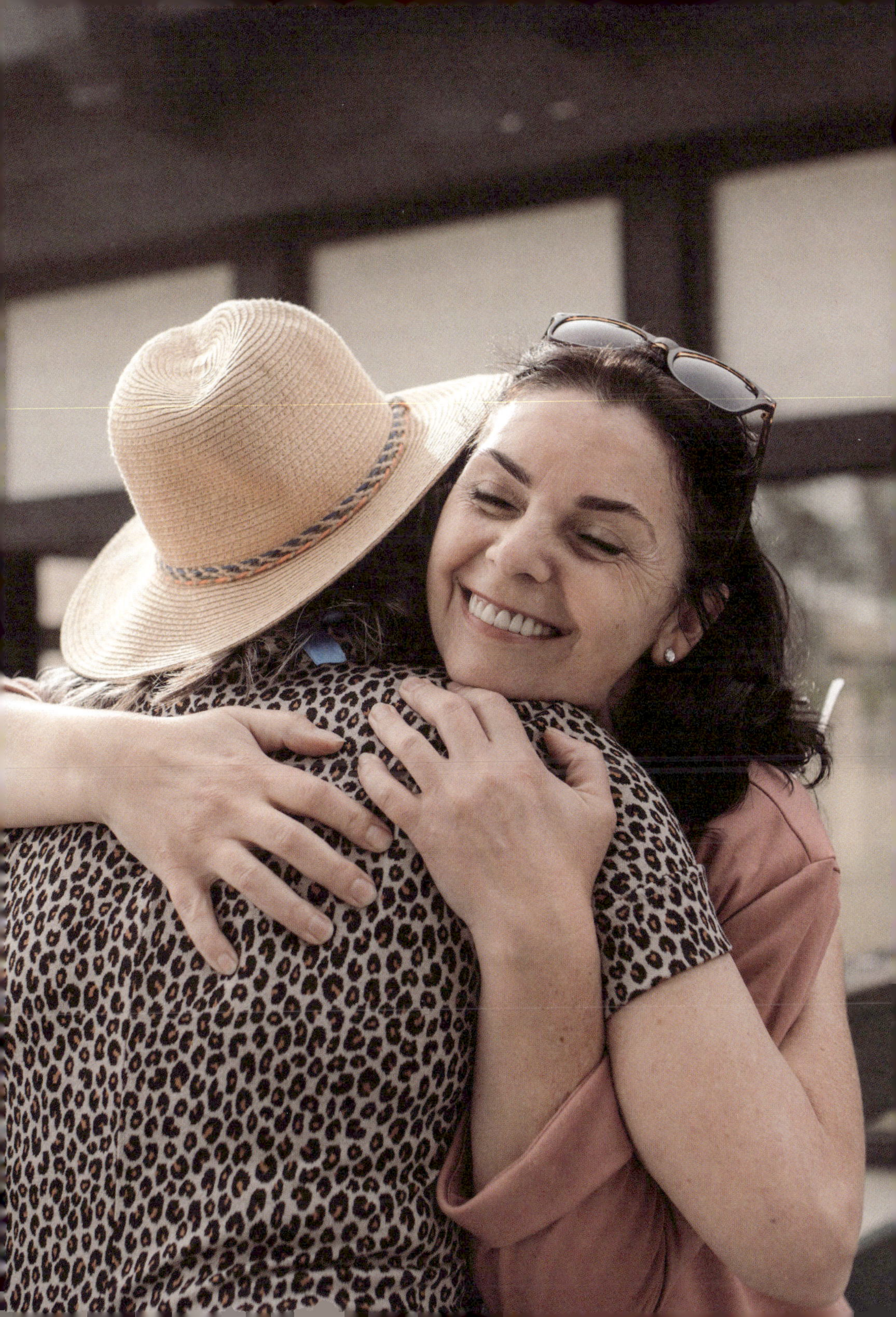

II.

LA MÉNOPAUSE

DÉFINITION

La ménopause est une aménorrhée (absence de règles) d'au moins un an liée à un épuisement du capital folliculaire ovarien (stock de follicules épuisé). Sauf en cas de ménopause prématurée, elle survient globalement entre 45 ans et 55 ans, à 51 ans en moyenne.

La **ménopause**, ou **climatère**, n'est pas une maladie, mais elle peut survenir chez une femme jeune à la suite d'une radiothérapie, consécutivement à une chirurgie, ou même secondairement à la prise de médicaments (par exemple dans le cadre d'un traitement pris contre le cancer du sein).

Elle est précédée de la **pré-ménopause**, avec une activité ovarienne perturbée. Elle débute ainsi avec une durée des cycles qui diminue et des paliers avec aménorrhée + dysménorrhées (troubles du cycle) jusqu'à arrêt définitif.

La ménopause se déroule habituellement en quatre étapes, sur une durée de quatre ans, variable selon les femmes, leur terrain, leur patrimoine génétique et leur psychologie : la **pré-ménopause**, la **péri-ménopause**, la **ménopause** et la **post-ménopause**.

> Nous verrons donc ces étapes successivement ainsi que les examens médicaux pertinents pour chacune d'entre elles.

SYMPTÔMES LIÉS À UNE INSUFFISANCE EN ŒSTROGÈNES

1. **Sécheresse** de la peau et des muqueuses (vaginales)
2. **Baisse** de la densité minérale osseuse
3. **Syndrome climatérique** « bouffée de chaleur »
4. **Sueurs nocturnes** qui occasionnent des draps trempés
5. **Troubles de l'humeur** l'aspect émotionnel est très influent sur le cycle
6. **Asthénie** fatigue anormale
7. **Troubles cardiovasculaires** une complication potentielle
8. **Ostéoporose** une seconde complication potentielle

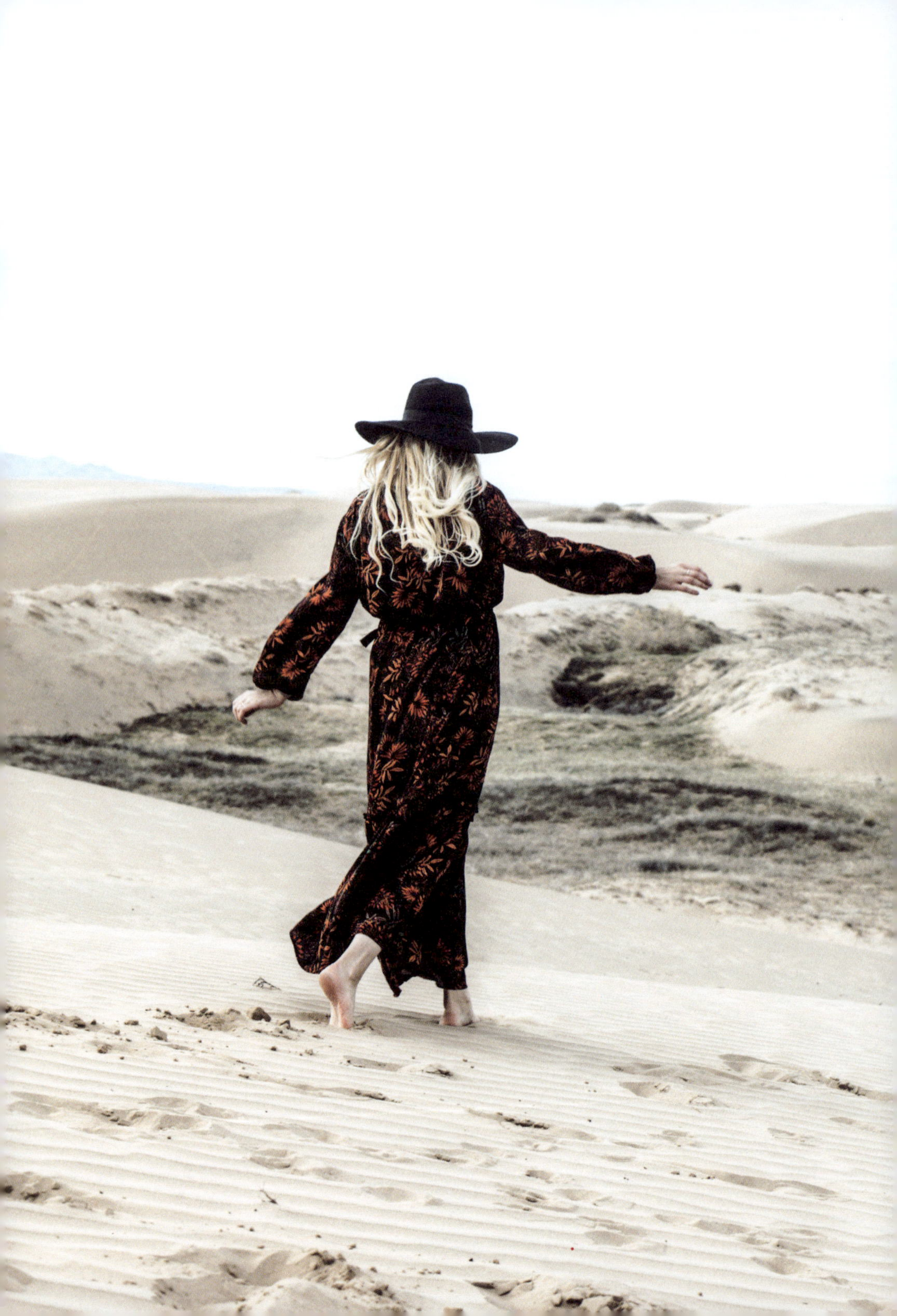

LA PRÉ-MÉNOPAUSE

Cette première étape se caractérise par une chute de la progestérone (diminuée ou absente), ce qui induit une hyper-œstrogénie relative et une augmentation de la FSH et de la LH. La variabilité à la hausse du taux de FSH est responsable des bouffées de chaleur ou bouffées vaso-motrices.

Les règles sont abondantes, les cycles moins réguliers, et le **syndrome prémenstruel** peut se manifester avec son cortège d'inconforts :

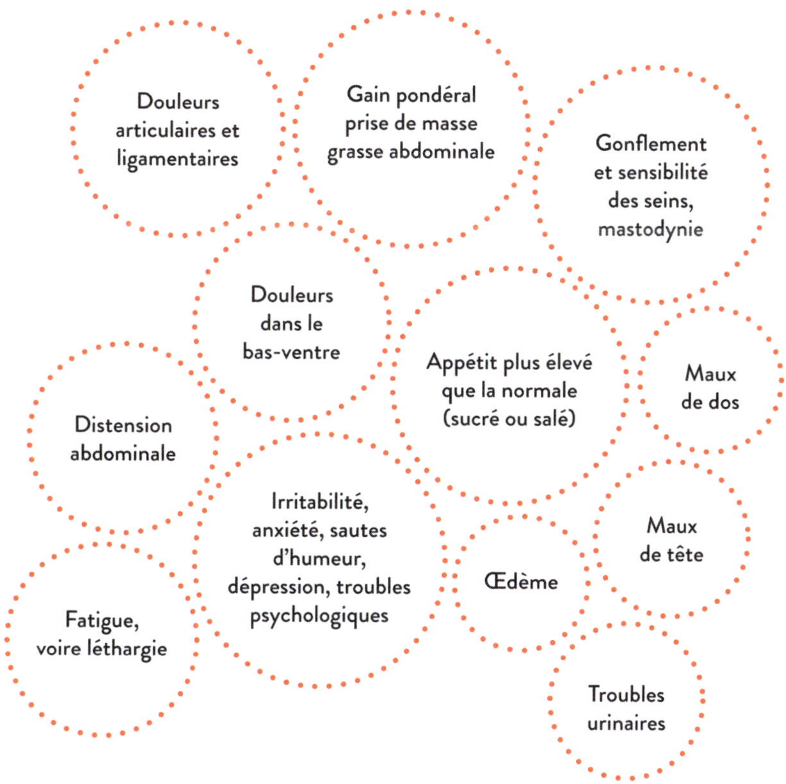

Il existe à cette étape un risque élevé de problématiques hormono-dépendantes :

- Cancer du sein ;
- Cancer de l'utérus ;
- Fibromes.

L'âge à risque pour le cancer du sein est compris entre **45 ans et 55 ans**

L'un des troubles fréquents pour les femmes est la **prise de poids.** Les graisses prennent un peu le relais des œstrogènes, mais ce n'est pas une fatalité.

C'est aussi à ce moment, à l'âge de 50 ans, que les caisses primaires d'assurance maladie proposent un bilan pour tous, avec notamment un dépistage du cancer du sein et du col de l'utérus pour les femmes. Cette initiative, qui s'inscrit dans une démarche de prévention, est pertinente compte tenu des changements qui interviennent à cette période.

Malgré les initiatives de prévention, toutes les femmes n'ont pas de suivi gynécologique, et ce pour des raisons diverses : la culture, la peur de l'examen, la méconnaissance de leur corps, l'accès au soin, l'aspect financier, la raréfaction des spécialistes et des délais de rendez-vous qui s'allongent.

LES EXAMENS MÉDICAUX ASSOCIÉS

Tout au long de la vie d'une femme, une spécialité doit avoir une place prépondérante dans son suivi médical : la gynécologie.

Qu'elle soit réalisée par un spécialiste de la discipline est idéal, ou à défaut par le médecin généraliste qui saura réorienter au besoin. Il est capital qu'une femme soit suivie sur le plan gynécologique dès la puberté.

> Nous ne parlerons ici que des examens usuels. Il est bien évident que toutes les personnes ayant eu des événements du cycle ou des affections du système génital (syndrome prémenstruel, grossesse, cancer hormono-dépendant, endométriose...) feront l'objet d'un suivi spécifique.

Les examens usuels sont :

UN BILAN SANGUIN COMPLET

UN FROTTIS

Tous les 3 ans, pour les femmes entre 25 et 29 ans, après deux premiers tests réalisés à 1 an d'intervalle et dont les résultats sont normaux.
Pour les femmes de 30 ans à 65 ans, un test HPV-HR, réalisé 3 ans après le dernier frottis dont le résultat est normal. Un nouveau test est refait tous les 5 ans, jusqu'à l'âge de 65 ans, dès lors que le résultat du test est négatif.

UNE MAMMOGRAPHIE

Tous les 3 ans, en cas d'antécédents ou dès qu'une manifestation de grosseur est présente, sinon après 45 ans quand survient le risque de cancer du sein.

LA PÉRI-MÉNOPAUSE ET LA MÉNOPAUSE

Cette étape est caractérisée par la chute des œstrogènes ; ce marqueur biochimique peut être vérifié lors d'une analyse de sang et permet de déterminer précisément à quelle étape des phases de la ménopause une personne se situe. En parallèle, le taux de FSH est élevé, comme c'est le cas depuis la pré-ménopause. Ce taux reste élevé jusqu'à l'issue de la ménopause.

> **Les règles s'arrêtent progressivement** jusqu'à ce qu'il y ait une absence de cycles pendant un an, ce qui marquera l'entrée dans la ménopause.

Les **syndromes climatériques** sont toujours présents. Il s'agit de bouffées de chaleur, soit une élévation brutale et rapide de la température corporelle, indépendamment de la température extérieure, de la tenue vestimentaire et des émotions. Cette manifestation est très inconfortable, car elle survient à n'importe quel moment du jour et de la nuit et place son sujet dans une situation de vulnérabilité, notamment si la ménopause est mal vécue, car il est difficile de dissimuler une bouffée de chaleur en public. Heureuses sont celles qui peuvent rire de leurs vapeurs, ce n'est pas le cas de toutes les femmes.

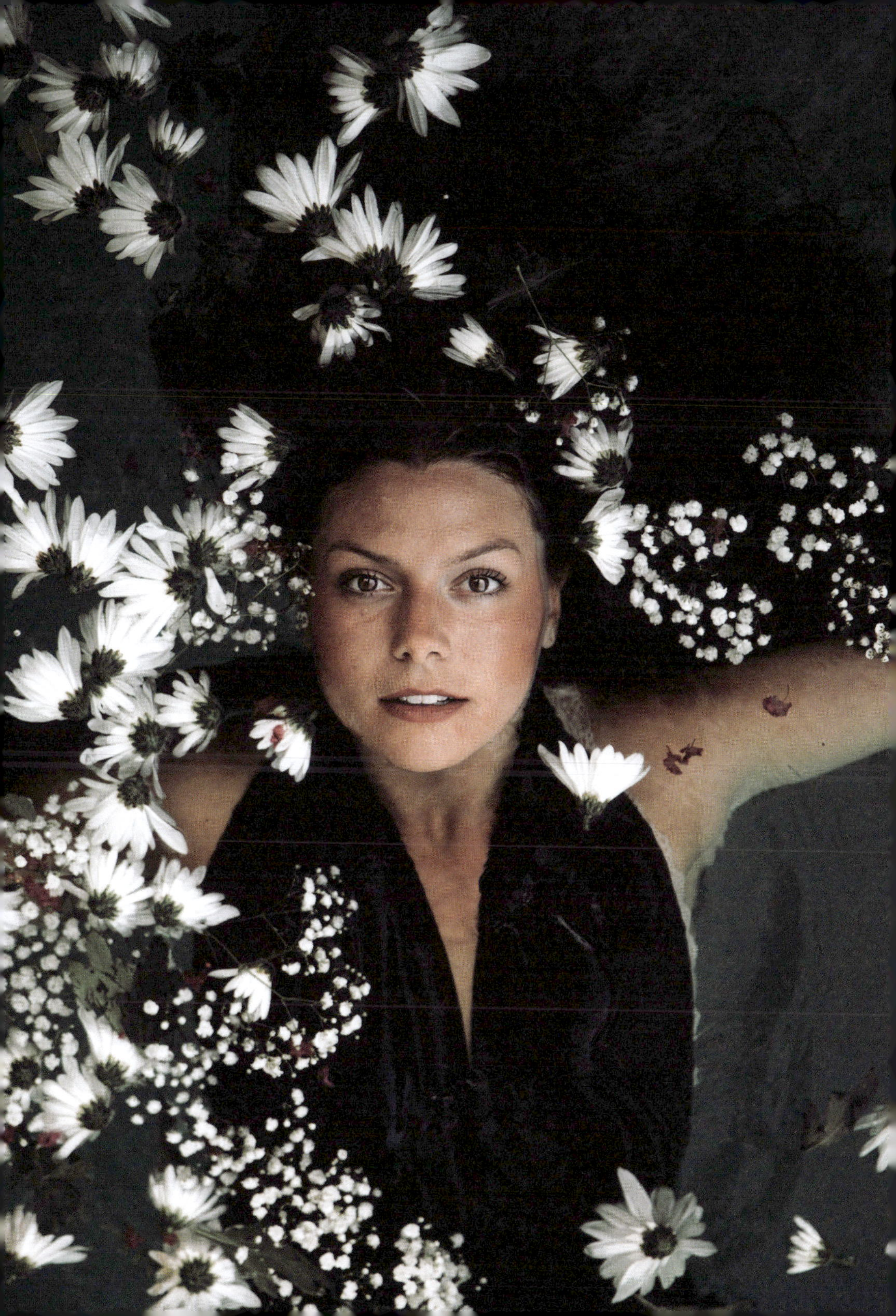

Cette étape voit aussi un relâchement et une déminéralisation des tissus conjonctifs (os, cartilages, ligaments, muqueuses, vaisseaux). Elle correspond à une réelle fragilité sur le plan physique, sur le plan du squelette, sur celui de la circulation sanguine.

Les muqueuses s'assèchent, notamment la muqueuse vaginale et vulvaire, ce qui peut être source d'inconforts dans les rapports sexuels et créer une vulnérabilité au sein du couple. Cumulée à la baisse d'énergie, cette étape n'est pas favorable à la libido.

Les risques d'athérome augmentent car le métabolisme des lipides évolue consécutivement à la chute des hormones. Il est donc capital d'être vigilant sur ce point. C'est un profond changement par rapport à la vie d'avant la ménopause car ses cycles protégeaient des maladies cardiovasculaires.

Enfin, la femme en cours de ménopause se sent fatiguée, et se plaint de troubles de l'humeur, elle devient plus irascible, et, selon la manière dont elle vit cette transition, peut vivre une dépression légère à profonde.

LES EXAMENS MÉDICAUX ASSOCIÉS

Rendez-vous annuel chez le gynécologue ou médecin traitant :

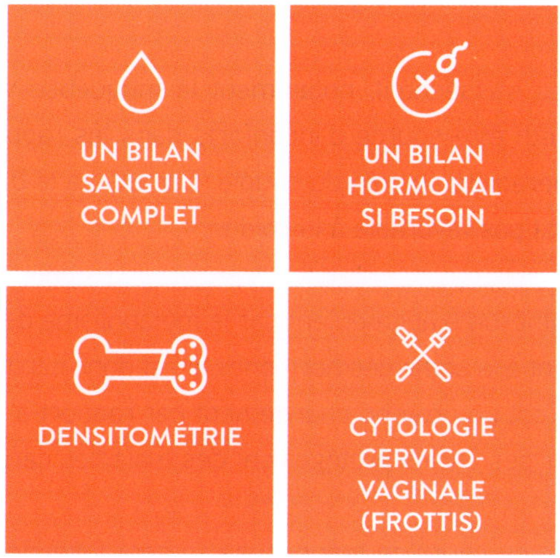

Et selon les antécédents – ou si nécessaire :

- Rendez-vous chez l'endocrinologue ;
- Rendez-vous chez le cardiologue ;
- Rendez-vous chez le phlébologue ;
- Rendez-vous chez le dermatologue ;
- Accompagnement pour le mental (psychologie, art-thérapie, musicothérapie...) ;
- Autres...

> Nous ne pouvons que vous conseiller de prendre un rendez-vous chez un naturopathe pour vous accompagner au cours de cette étape charnière.

LA POST-MÉNOPAUSE

Passés toutes ces étapes et bouleversements, les retrouvailles avec le bien-être peuvent commencer.

Le taux de FSH est stabilisé, le moment est venu de dire adieu aux bouffées de chaleur. Les glandes surrénales et le tissu adipeux prennent le relais, via la sécrétion d'**hormones androgènes**. Celles-ci sont des hormones masculines, principalement représentées par la testostérone. Chez la femme, les hormones androgènes sont produites par les ovaires et les surrénales. C'est à ce moment que l'on peut constater certains débordements au niveau de la pilosité, notamment les « poils au menton ». Il s'agit d'une pilosité de type androgénique (lèvre supérieure, joues).

> Selon la manière dont la femme vit son cycle, la ménopause n'est pas forcément mal vécue, elle est propre à chacune, son histoire de femme, son corps, son mental, sa vie spirituelle.

Certaines femmes (trop peu, mais l'objectif de ce livre est de remédier à cela) vivent sereinement leur ménopause, comme une continuité, sans s'appesantir sur cette étape plus que ça puisqu'elle est incontournable et inscrite depuis notre naissance dans nos gènes.

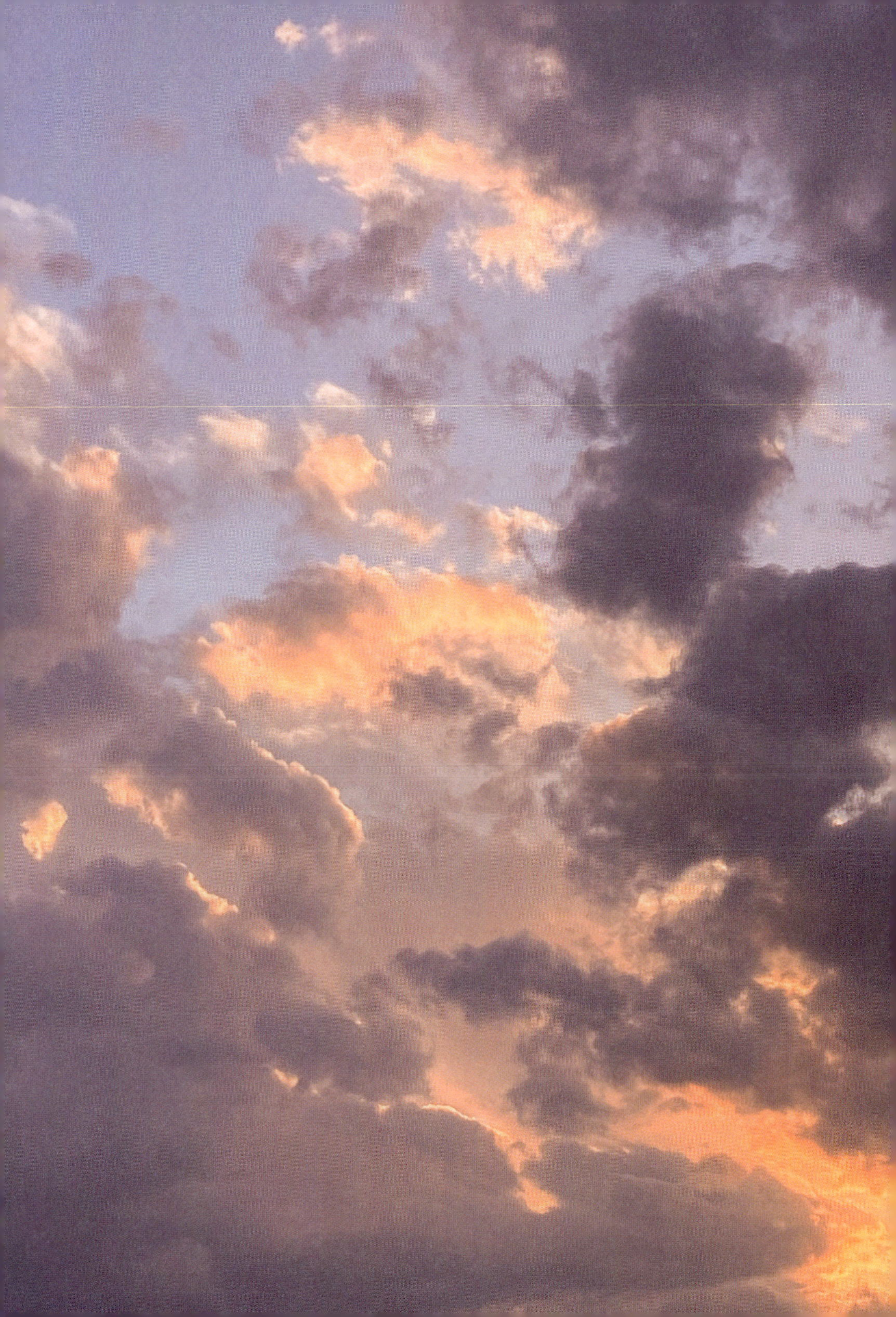

III.

L'ACCOMPAGNEMENT EN NATUROPATHIE

L'ALIMENTATION

Hippocrate, né vers 460 avant Jésus-Christ sur l'île de Cos et mort en 377 avant J.-C. à Larissa, est un médecin grec du siècle de Périclès, mais aussi un philosophe, considéré traditionnellement comme le « père de la médecine ». On lui attribue le célèbre adage : « Que l'aliment soit ton médicament ». Et de fait, l'alimentation est la base de la naturopathie.

Une bonne alimentation repose sur plusieurs piliers :

- L'importance de cuisiner
- La qualité des produits
- L'importance de l'équilibre alimentaire
- L'équilibre acido-basique

La « juste mesure en tout », comme dit Hildegarde de Bingen

> **Au moment de la ménopause, compte tenu du changement de métabolisme, il convient d'être attentif à son assiette, de manger différemment : moins et mieux.**

L'alimentation nous apporte les nutriments dont notre corps a besoin :

- Les **nutriments énergétiques** (ceux qui fournissent de l'énergie) : les protides, les lipides et les glucides ;
- Les **nutriments non énergétiques** : eau, minéraux, vitamines et oligo-éléments.

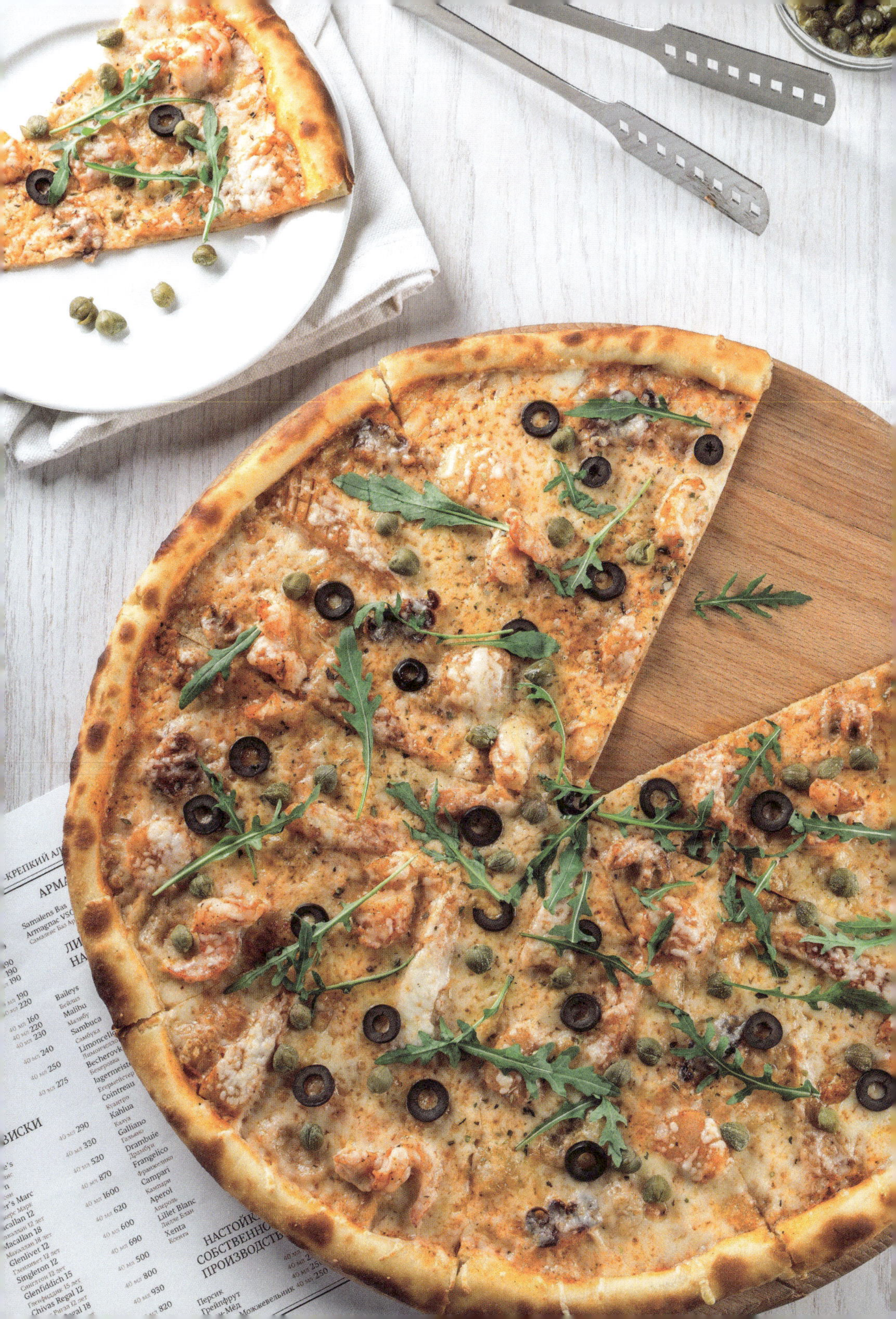

Baileys
Malibu
Sambuca
Limoncello
Jagermeister
Cointreau
Kahlua
Galliano
Drambuie
Frangelico
Campari
Aperol
Lillet Blanc
Xenta
Macallan 12
Glenlivet 12
Singleton 12
Glenfiddich 15
Chivas Regal 12

LES PROTIDES

Les protides sont les constituants fondamentaux de tout organisme vivant, leur structure de base. Il s'agit de substances organiques azotées : acides aminés, peptides, protéines. Leur rôle est de fournir les éléments de construction et de renouvellement des cellules de l'organisme (tissus osseux, musculaires, fibres de soutien...).

Les protéines ont aussi d'autres fonctions :

- Protéines de transport : (hémoglobine, lipoprotéines, sérum albumine) ;
- Protéines enzymatiques ;
- Protéines « anticorps » (immunoglobulines) ;
- Protéines hormones (insuline, glucagon, hormones hypophysaires) ;
- Protéines précurseurs des neurotransmetteurs.

Les acides aminés-peptides-protéines sont de 2 types :

- Les acides aminés « essentiels » ou AAE : isoleucine, la leucine, la lysine, la méthionine, le tryptophane, la phénylalanine, la thréonine et la valine ;
- Les peptides sont formés par l'association d'au moins deux acides aminés et au plus de deux cent.

Il semble important de préserver des apports en protéines d'origine animale car leur composition en acides aminés est plus riche en acides aminés essentiels.

Les principaux aliments sources de protéines sont :

- La viande animale ;
- Les sous-produits animaux (laits, fromages, œufs) ;
- Certains végétaux : les céréales, les légumineuses, les graines oléagineuses, les graines protéagineuses (arachide, soja), les algues.

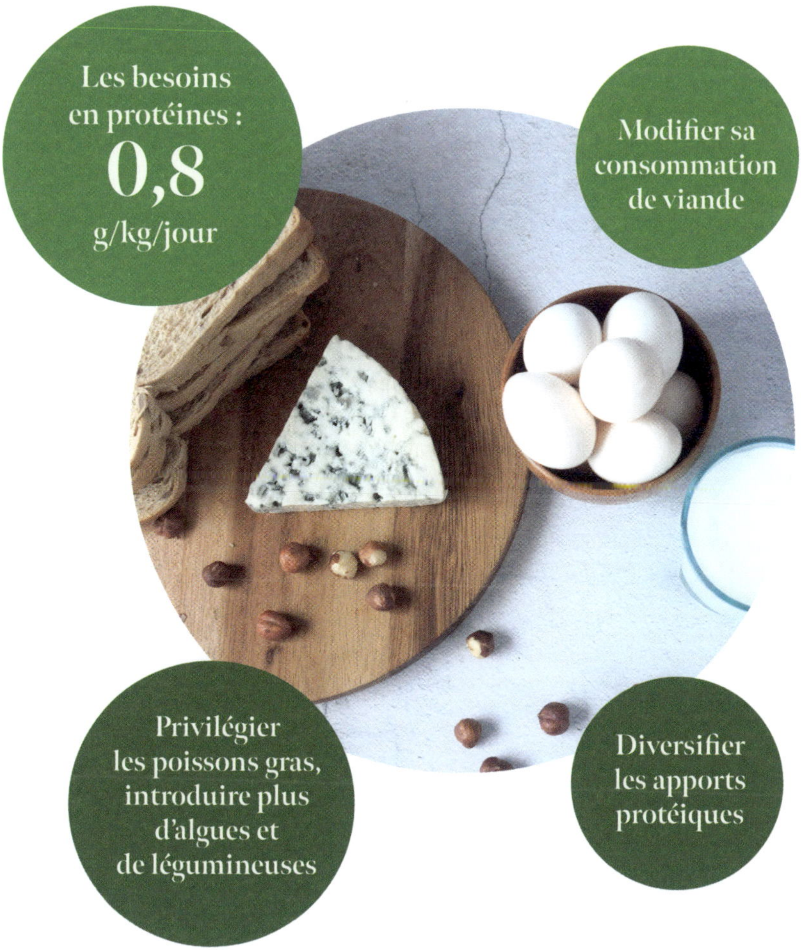
Les besoins en protéines : 0,8 g/kg/jour
Modifier sa consommation de viande
Privilégier les poissons gras, introduire plus d'algues et de légumineuses
Diversifier les apports protéiques

LES LIPIDES

Les lipides sont les dérivés naturels des acides gras condensés avec des alcools (comme le glycérol) ou des amines. Ce sont des composés énergétiques.

Les acides gras

On distingue :

- **Les acides gras saturés** (AGS) : rôle énergétique ;
- **Les acides gras mono-insaturés** (AGMI) : ils participent à un certain nombre de réactions chimiques (oxydation, hydrogénation) ou biochimiques (synthèse de nouvelles molécules) ;
- **Les acides gras poly-insaturés** (AGPI) : ils ont un rôle fondamental de structure (constituants de membranes cellulaires) et de fonction. Ils sont rarement utilisés comme fournisseur d'énergie. Il existe deux types d'AGPI : les oméga 3 et les oméga 6.

Il n'y a que deux acides gras essentiels non synthétisables par l'homme et précurseurs indispensables de tous les autres AGPI de l'organisme :

- **L'acide linoléique**, précurseur de la famille oméga 3 ;
- **L'acide alpha-linolénique**, précurseur de la famille oméga 3.

Il existe des **acides gras poly-insaturés à longue chaîne** ou AGPI-LC dont la source est :

- La viande ;
- Les poissons et animaux marins ;
- Le lait maternel.

Les AGPI-LC de la famille oméga 3 EPA et DHA sont nommés essentiels car l'organisme humain en a besoin mais n'est pas capable de les synthétiser. Ils doivent donc être apportés par l'alimentation – à ce titre, privilégier l'huile de noix ou de caméline, les poissons gras, la noix. Les EPA ont des effets bénéfiques pour le cœur et comme anti-inflammatoire, les DHA pour le fonctionnement du cerveau (et notamment la mémorisation).

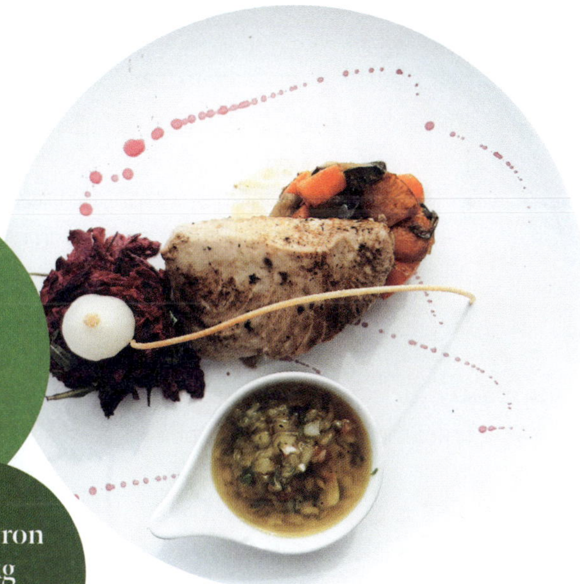

Les besoins en lipides : 35 % à 40 % de nos apports caloriques totaux

soit environ 1,4 g/kg de poids/jour

Les acides gras naturels sont en général de configuration « cis », ce qui permet un repliement de la molécule en U et limite l'encombrement stérique. Le terme « cis » correspond à un arrangement des atomes d'hydrogène du même côté de la chaîne carbonée. Il existe aussi des acides gras « trans ». Leur arrangement est différent, les atomes d'hydrogène sont situés de part et d'autre de la chaîne carbonée. Ils sont issus de matières grasses hydrogénées et sont très utilisés par l'industrie agroalimentaire. Ils sont très présents dans les produits transformés, et ne présentent pas d'intérêt sur le plan nutritionnel.

Les acides gras saturés sont synthétisés par le foie et le tissu adipeux, avec ceux apportés par l'alimentation. Ce sont les constituants des phospholipides, des sphingolipides et des triglycérides de réserve. Les acides gras à chaînes longues occupent une place importante dans la structure de certaines membranes nerveuses comme la myéline. Ils assurent également une part importante de la dépense énergétique.

Voici la bonne répartition des acides gras vers laquelle tendre :

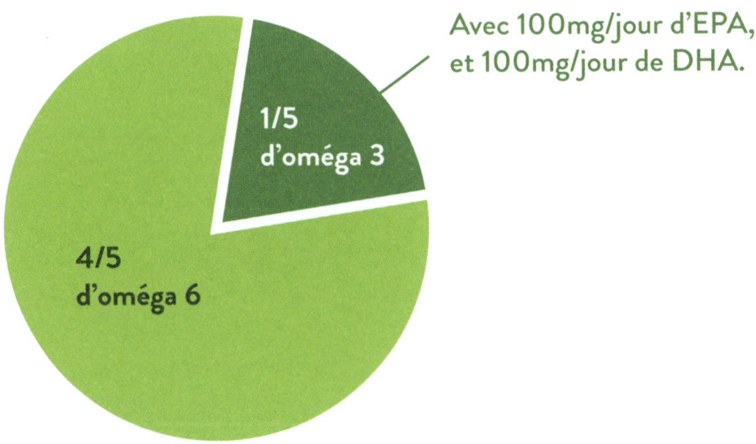

Les oméga 3 et 6 sont essentiels à l'homme : s'ils sont fournis, le métabolisme se poursuit pour synthétiser d'autres AGPI des deux familles :

- Acide arachidonique (AA), oméga 6 ;
- Acide linoléique (AL), oméga 6 ;
- Acide alpha-linolénique (ALA), oméga 3 ;
- EPA-DHA, oméga 3.

Le cholestérol

Le cholestérol a un rôle métabolique vital. Il est à l'origine de la synthèse d'hormones, de la vitamine D et des sels biliaires, et constituant de nos parois cellulaires. Les aliments les plus riches en cholestérol sont les abats, le jaune d'œuf, le beurre, les fromages gras et les viandes grasses. La synthèse du mauvais cholestérol (LDL) est favorisée par l'excès d'AGS. Au contraire, les AGMI et AGPI abaissent le cholestérol total et les LDL, et favorisent la synthèse du bon cholestérol (HDL).

> **Le cholestérol est un lipide complexe d'origine alimentaire. Il est de nature endogène, fabriqué par le corps ou exogène, apporté par l'alimentation.**

Un excès de mauvais cholestérol fait peser un risque de problématique cardiovasculaire, via des dépôts dans les parois des vaisseaux sanguins. Il est donc capital de consommer de bons lipides. Les fibres jouent également un rôle favorable dans la régulation du cholestérol.

LES DEUX SOURCES DU CHOLESTÉROL

- **Les corps gras :** huile, beurre, margarine, crème fraîche, saindoux ;
- **Les sources cachées dans les aliments gras :** cacahuètes et autres fruits oléagineux, charcuterie, chips, viande, poisson gras, fromage gras, pâtisseries et crèmes glacés.

LES BESOINS EN LIPIDES

En quantité

35 % à 40 %
de nos apports caloriques totaux, soit environ 1,4 g/kg de poids/jour.

En qualité

AGS : **25 %**
AGMI : **50%**
AGPI : **25 %**
dont 1/5 d'oméga 3 pour 4/5 d'oméga 6 avec 100 mg/jour EPA et 100 mg/jour DHA.

> Penser aux mélanges d'oléagineux ainsi qu'aux huiles riches en oméga 3 (il existe par exemple en magasin bio des mélanges « pour les 50 ans et plus » de la marque Quintessence).

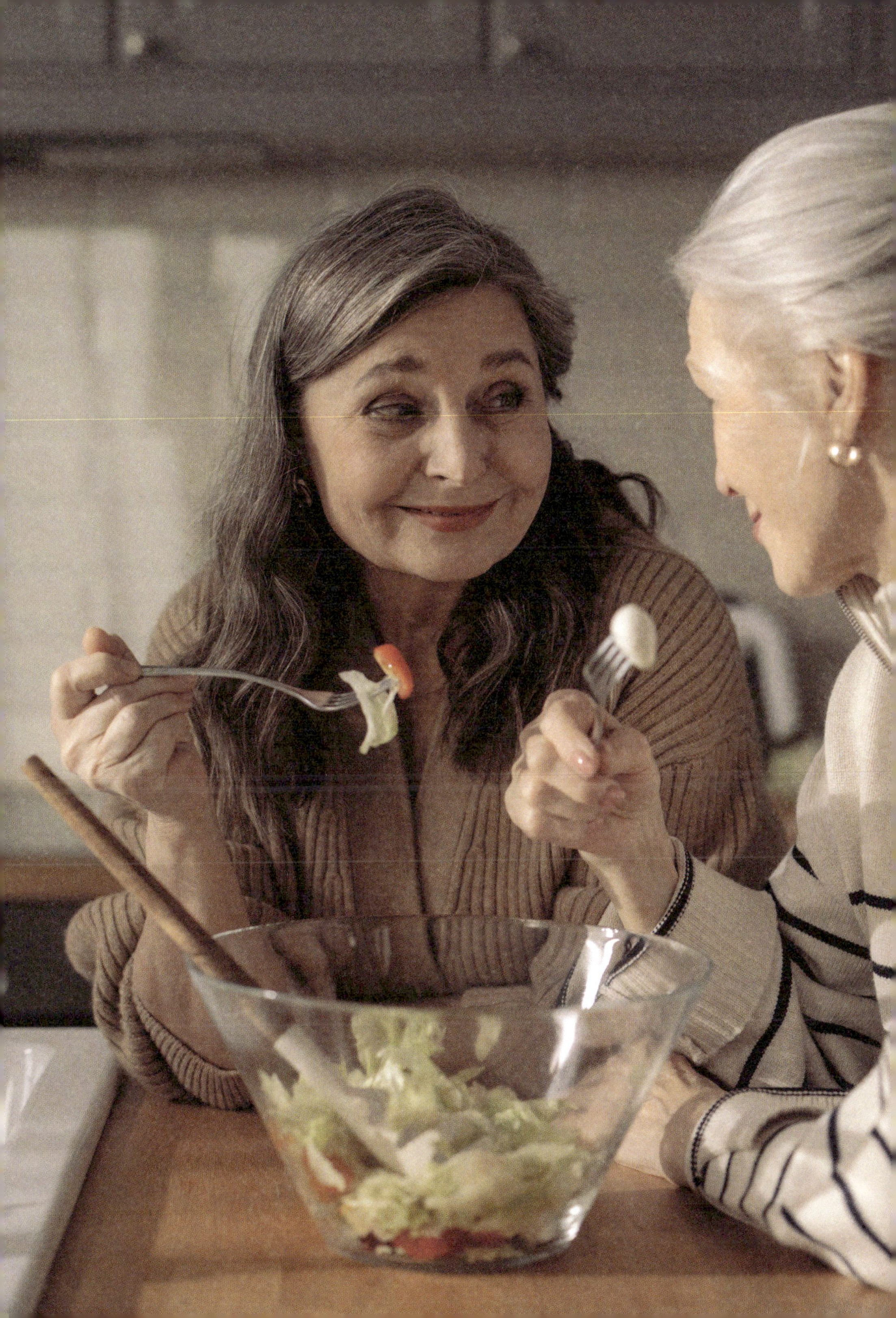

LES GLUCIDES

Les glucides – et le glucose en particulier – sont les nutriments énergétiques obligatoires pour les tissus gluco-dépendants (cerveau, cellules du sang) et préférentiels pour tous les autres. Les glucides, ou hydrates de carbone, sont constitués « d'unités élémentaires » appelées « ose ».

Voici les différents glucides :

- Glucose ;
- Fructose ;
- Galactose ;
- Saccharose (ou sucre) ;
- Maltose ;
- Lactose ;
- Amidons ;
- Fibres alimentaires.

Parmi ces différents glucides, on distingue les **sucres lents** (à faible index glycémique) et les **sucres rapides** (à index glycémique élevé). L'**index glycémique** d'un produit correspond à la mesure du taux de glucose dans le sang dans les deux heures qui suivent l'ingestion.

Les aliments sources de glucides :

- Les aliments riches en amidons ou les fécules : les céréales, leurs dérivés, les légumineuses, les tubercules, certains fruits amylacés ;
- Les fruits frais et séchées et leurs dérivés ;
- Les différents produits sucrants.

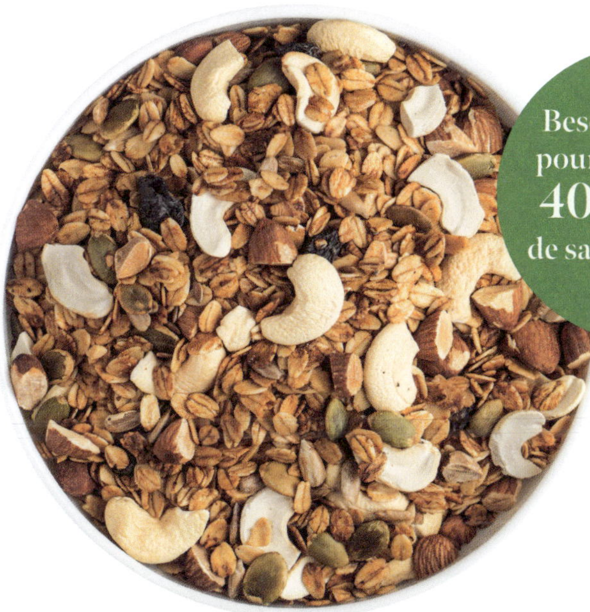

Besoins en sucre pour une femme :
40 g à 50 g
de saccharose/jour

> Augmentez la part des légumes et fruits frais. Pensez aux collations de fruits secs pour leur apport en vitamines, minéraux et antioxydants.

LES SUPER ALIMENTS ET COMPLÉMENTS ALIMENTAIRES

D'après le ministère de la Santé français[1], les **compléments alimentaires** sont « des denrées alimentaires dont le but est de compléter un régime alimentaire normal et qui constituent une source concentrée de nutriments ou d'autres substances ayant un effet nutritionnel ou physiologique ». Les **super aliments** sont des aliments naturels exceptionnellement riches en nutriments, plein de bienfaits pour le bien-être et la santé.

LES PRODUITS DE LA RUCHE

Ils sont incontournables pour booster la vitalité et l'immunité (sauf chez les personnes allergiques aux produits de la ruche). Ce sont de puissants vecteurs d'énergie. Ainsi, le pollen, le miel, la gelée royale et la propolis doivent avoir d'office une place dans notre cuisine et notre pharmacie tant leurs propriétés sont nombreuses et puissantes. Sans les abeilles, plus de vie sur terre. Il est essentiel de trouver des produits de la ruche de qualité, de préférence issus de petits producteurs et certifiés bio.

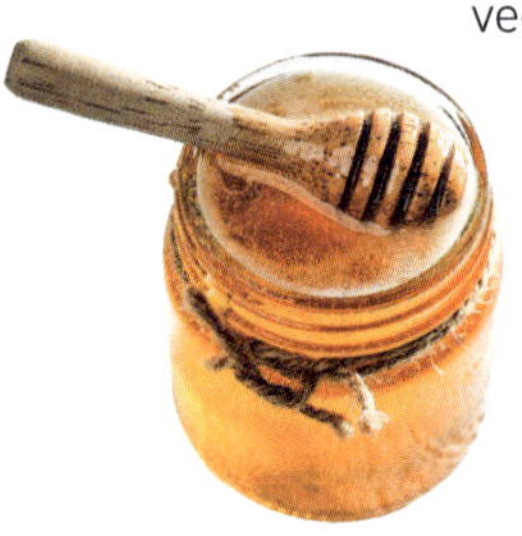

1. https://solidarites-sante.gouv.fr/sante-et-environnement/denrees-alimentaires/article/complements-alimentaires

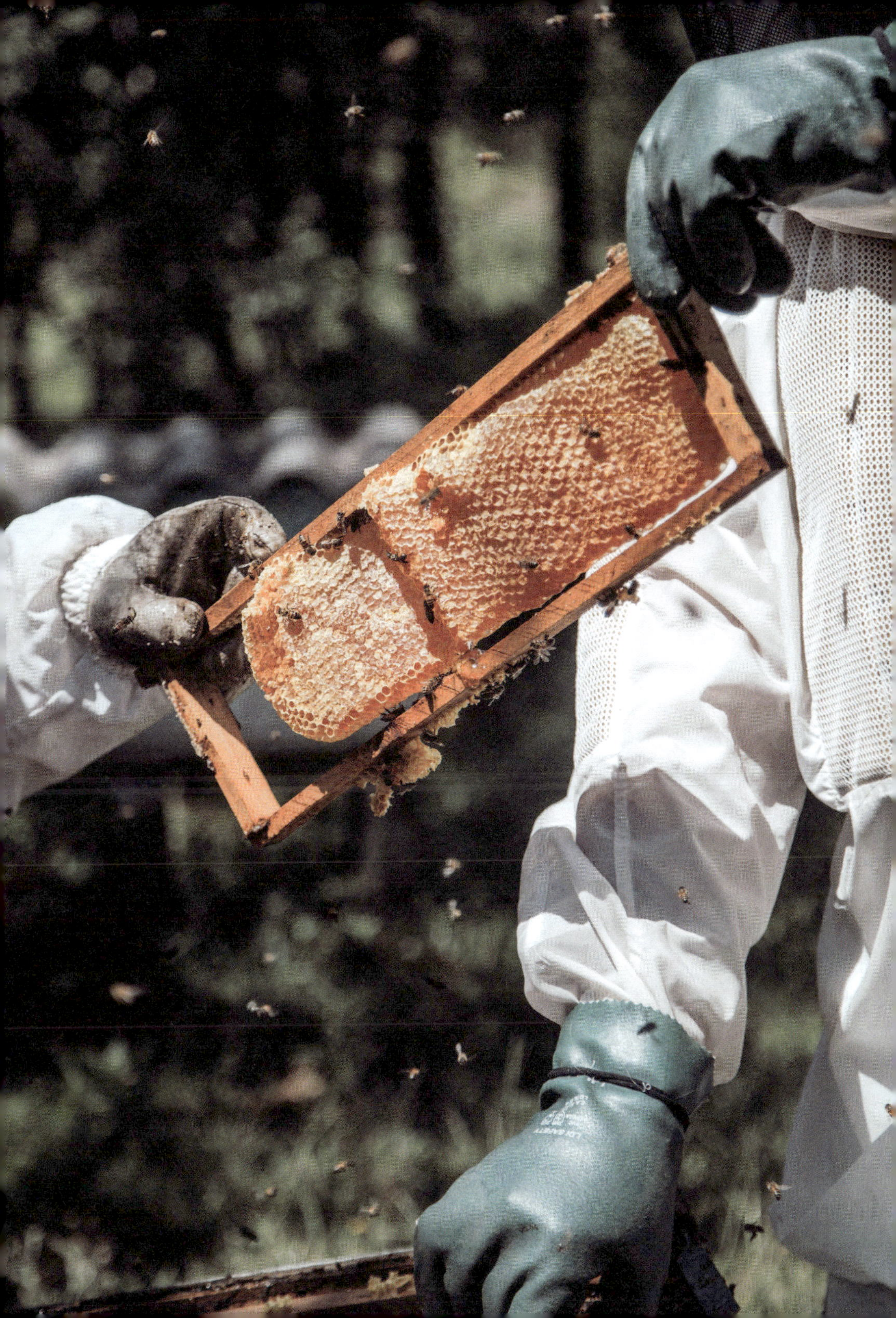

LA MACA – LE GINSENG PÉRUVIEN

Surnommée « ginseng péruvien », la maca est une plante maraîchère réputée pour ses nombreuses vertus, notamment pour l'accompagnement de la ménopause. Seul son tubercule est consommable. La maca se cuisine comme la patate douce.

Des compléments alimentaires à base de poudre de maca sont disponibles. Ils ont l'avantage d'être faciles à trouver et à consommer.

Les bienfaits de la poudre de maca

La poudre de maca est avant tout un excellent aphrodisiaque. Cela signifie qu'elle optimise la libido. En outre, c'est un allié de taille pour lutter contre la fatigue. Sachez aussi que la poudre de maca peut prévenir les douleurs articulaires et différents types de cancer.

Et ce n'est pas tout ! Ce complément alimentaire peut vous aider à vaincre le stress et à booster votre mémoire et votre capacité de concentration.

Lutter contre les effets de la ménopause avec la maca

La poudre de maca peut vous aider à atténuer les symptômes de chaque phase de la ménopause. Sa consommation durant la pré-ménopause peut vous faire beaucoup de bien, car c'est avant tout un régulateur d'hormones.

Avec **1 g/jour de poudre de maca**, vous pouvez avoir une vie beaucoup plus sereine. Cela vous permet aussi de bien préparer votre corps aux grands bouleversements générés par la vraie ménopause.

Lorsque cette phase arrive, il faut augmenter la dose de la poudre de maca consommée pour mieux contrer les symptômes qui sont de plus en plus importants. Il faut alors prendre **2-3 g/jour de poudre de maca**. Vous pouvez ainsi éviter les grandes bouffées de chaleur, la sécheresse vaginale et les rapports sexuels douloureux.

Après la tempête, c'est-à-dire, lorsque vous serez en post-ménopause, sachez que vous devrez aussi faire face à d'autres phénomènes désagréables. On cite entre autres l'amincissement de la peau, qui devient plus fragile et moins élastique, ainsi que l'atrophie du vagin, de la vulve et des glandes mammaires. Une fois de plus, la maca peut vous aider à maintenir votre vitalité et à lutter contre le vieillissement. Cette fois, il faut cependant réduire la dose consommée à **1 g/jour de poudre de maca**.

> De 1 g à 3 g de maca sur la période de la ménopause.
> Je recommande la maca de chez Guayapi.

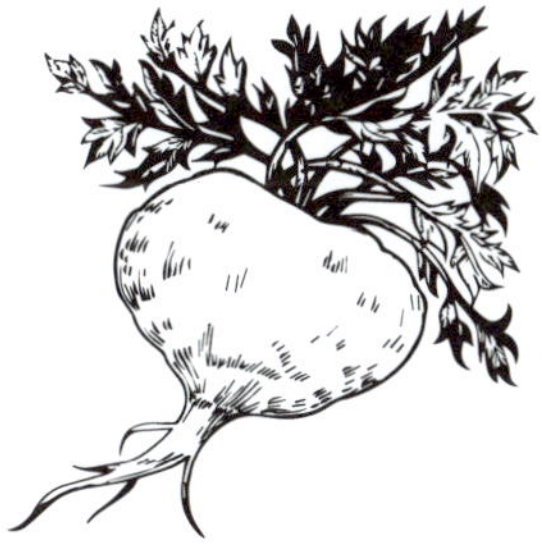

LA SPIRULINE – MICRO-ALGUE DOUCE

Tout comme la poudre de maca, la spiruline est un produit naturel et elle peut vous aider à traverser la période de la ménopause en toute sérénité. Il s'agit d'une algue bleu-vert aux vertus remarquables. On l'utilise souvent comme complément alimentaire à cause de la qualité de sa valeur nutritionnelle.

Les atouts de la spiruline

La spiruline est un concentré de vitamines. On trouve dans cette micro-algue les vitamines A, D, E, B1, B2, B3, B6, B7, B8, B12 et K. Elle est aussi riche en magnésium, fer, calcium, potassium, sélénium, manganèse, sodium, phosphore, chrome et acides aminés essentiels.

La spiruline comporte également des oméga 6, de la chlorophylle, du zinc et des antioxydants comme le tocophérol et la phycocyanine. Tous ces éléments peuvent vous fournir de l'énergie et vous aider à réduire les effets de la ménopause.

Lutter contre les effets de la ménopause avec la spiruline

Comment consommer la spiruline lors de la ménopause ? Pour faire le plein d'énergie et avoir les forces requises pour lutter contre les divers symptômes de la ménopause, il vaut mieux la prendre le matin. Cela favorise également son assimilation par les muscles et les organes.

Vous pouvez la consommer avec un verre d'eau. Mais l'idéal, c'est de la mélanger avec un jus de fruits, un yaourt ou une compote, car son goût ne plaît pas à tout le monde.

Il est déconseillé de consommer votre dose de spiruline avec du café ou du thé : ceux-ci ont pour action de réduire fortement l'absorption du fer contenu dans la spiruline.

> De 3 g à 6 g au cours de la période de la ménopause.
> Je recommande la spiruline de chez Flamand Vert ou Océanik.

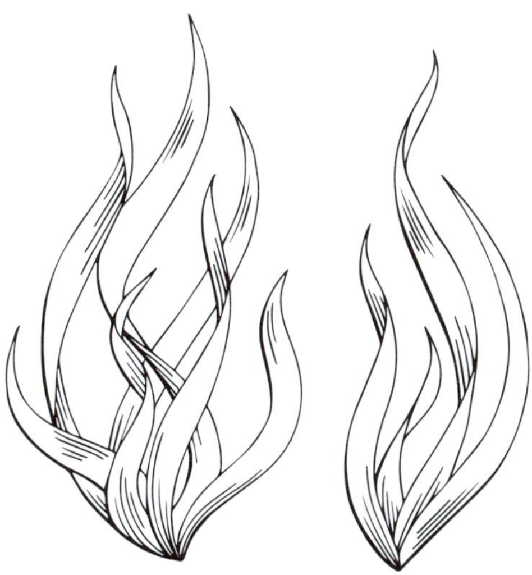

L'APPROCHE HILDEGARDIENNE

Hildegarde de Bingen, abbesse visionnaire du Moyen-Âge proclamée Docteur de l'Église le 7 octobre 2012, nous a laissé un héritage considérable en termes de santé, d'art (peinture et musique sacrée) et surtout de sagesse. Elle est considérée comme la première naturopathe européenne.

Ses conseils avisés ont traversé les âges depuis le XIIe siècle, ont été un temps oubliés, puis redécouverts en Allemagne sous l'impulsion du docteur Wighard Strehlow (né en 1939) et du docteur Hertzka (1913-1997) à la fin du XXe siècle. Depuis, ces deux médecins ont fait des émules et un nombre croissant d'individus ont pu profiter des enseignements d'Hildegarde de Bingen. En France, Mélody Molins, Heilpratikerin, naturopathe spécialisée en médecine hildegardienne, a créé en 2006 l'Institut Hildegardien, qui dispense un enseignement de naturopathie hildegardienne et œuvre à la démocratisation de cette approche singulière d'une incroyable efficacité.

> Hildegarde de Bingen a bâti une approche holistique de la santé, qui prend en compte l'individu dans sa globalité : corps, âme et esprit.

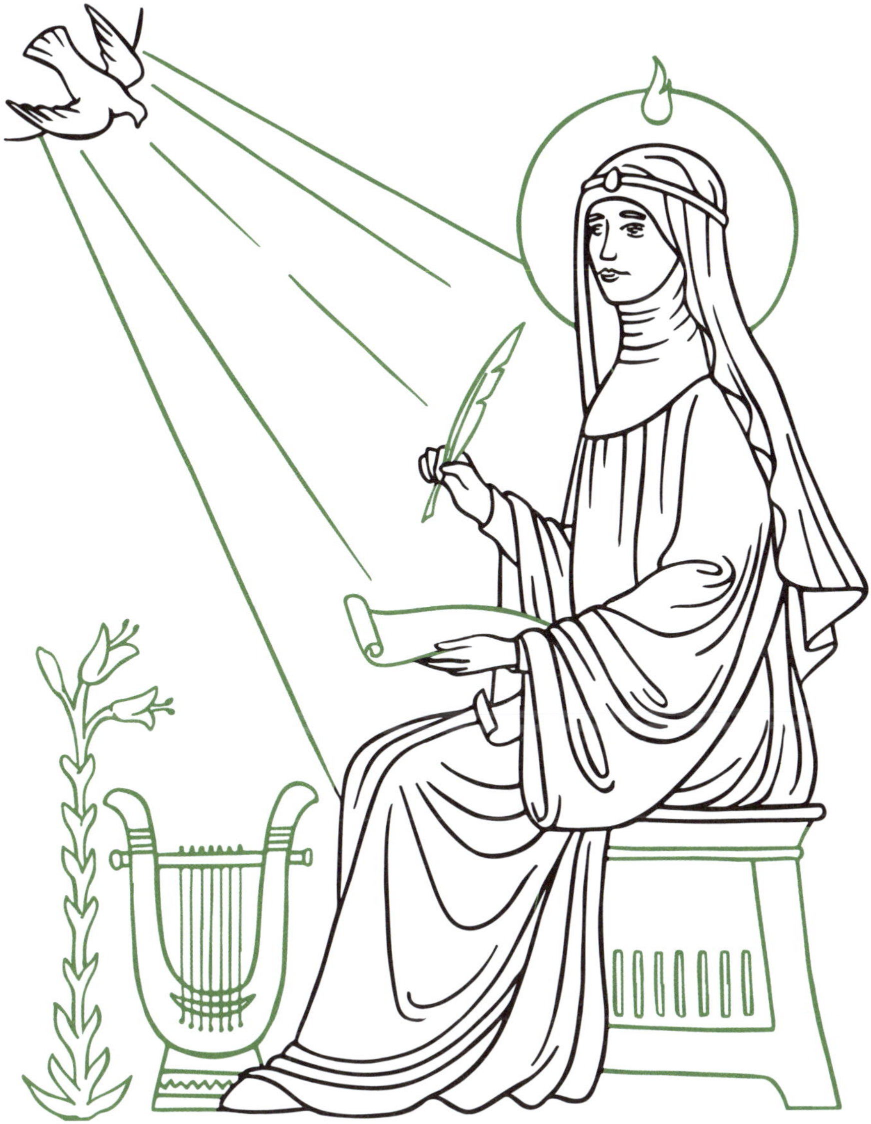

CONSEILS GÉNÉRAUX D'HILDEGARDE DE BINGEN EN GYNÉCOLOGIE

Pratiquer le jeûne

Équilibrer les émotions
afin que la joie demeure en tout. Hildegarde de Bingen distingue des forces positives et des forces négatives, qui représentent autant d'émotions ayant un impact sur la santé. Aujourd'hui, il est évident de considérer la santé mentale pour comprendre la santé physique, mais au Moyen-Âge, sa vision était très avant-gardiste.

Adopter une bonne hygiène de vie

Appliquer la diététique hildegardienne
(grand épeautre pur, fruits et légumes), limiter la viande de bœuf si problème de congestion dans le corps

Équilibrer les heures de veille et de sommeil

Nettoyer le corps :
réaliser 1 à 2 fois par an un prélèvement hildegardien en prévention, cela régule les problèmes hormonaux

Poser des ventouses
en fin de cycle (pour soulager les douleurs menstruelles)

Nettoyer l'intestin
en profondeur et ainsi prendre soin de sa « flore intestinale » si précieuse pour tous les systèmes du corps

Cuisiner avec des épices
et précisément pour les femmes le pyrèthre d'Afrique et le galanga

Pratiquer régulièrement un sport

CONSEILS SPÉCIFIQUES D'HILDEGARDE DE BINGEN

Les bouffées de chaleur

Chez Hildegarde de Bingen, les causes des bouffées de chaleur sont : les mauvaises humeurs, un mauvais sang, un poumon faible, le système immunitaire, les hormones. Elle utilise une image, celle de la pomme croquante face à la pomme ratatinée, asséchée : dans le premier cas, les « jus » sont clairs, dans le second ils sont au contraire troubles, visqueux, malodorants et sombres.

Les déplacements de chaleur dans le corps génèrent aussi des déplacements du froid dans le corps, ce qui entraîne des inflammations, un épuisement, du vide et de la faiblesse. Hildegarde de Bingen conseille la diète ou le jeûne (*voir p. 92*), mais pas durablement. L'essentiel est de veiller à adopter une bonne hygiène de vie et avant tout de bonnes habitudes alimentaires.

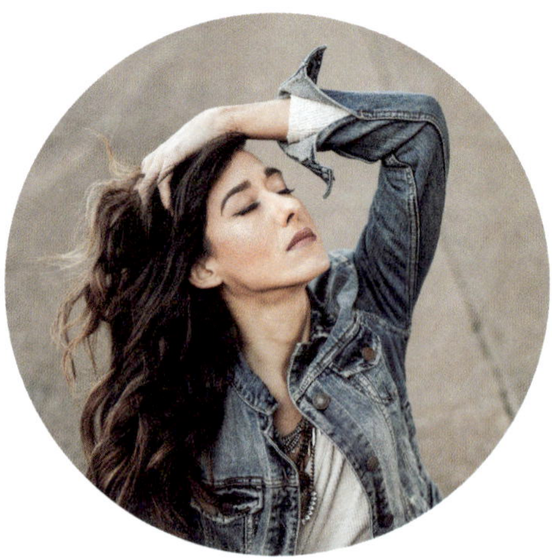

L'augmentation du poids

Pour Hildegarde de Bingen, la prise de poids est due à une mauvaise élimination des déchets. Le corps élimine moins bien les « déchets », et pour se défendre il les dilue afin que les organes, les vaisseaux, tissus... ne soient pas « attaqués ». Il y a un stockage de l'humidité pour effectuer cette dilution protectrice. La mauvaise élimination et la retenue d'eau dans le corps sont responsables de la prise de poids et génèrent un processus d'acidification. Une meilleure alimentation, plus saine et équilibrée, est à mettre en place.

Kystes et myomes (tumeurs lisses et bénignes du col de l'utérus)

Le sang issu du foie approvisionne le bas-ventre. Lors de la ménopause, le sang doit traiter beaucoup de déchets, il s'ensuit que le sang dans le bas-ventre n'est pas propre. Dans le petit bassin, il peut y avoir une stagnation du transit et un stockage de toxines.

Ces différentes difficultés d'élimination génèrent l'apparition de kystes et myomes. Pour expliquer ceci, prenons l'image d'un seau de nettoyage : au début, l'eau est limpide, mais au fur et à mesure de votre ménage, l'eau devient de plus en plus trouble et les saletés se déposent au fond du seau. Maintenant, vous pouvez transposer cette image et comprendre que les toxines font de même dans l'intestin et précisément dans l'espace du cul-de-sac de Douglas.

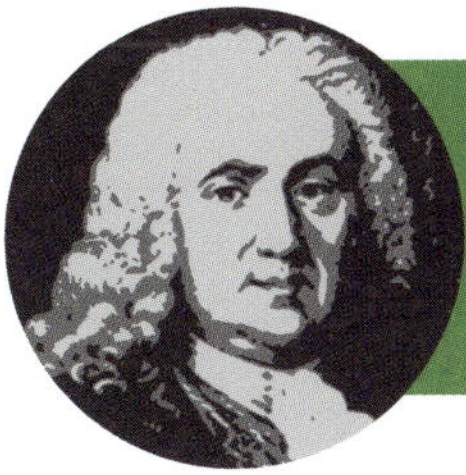

Le **cul-de-sac de Douglas**, du nom de James Douglas (1675-1742), est un repli du péritoine situé entre le rectum et l'utérus, formant ainsi un cul-de-sac.

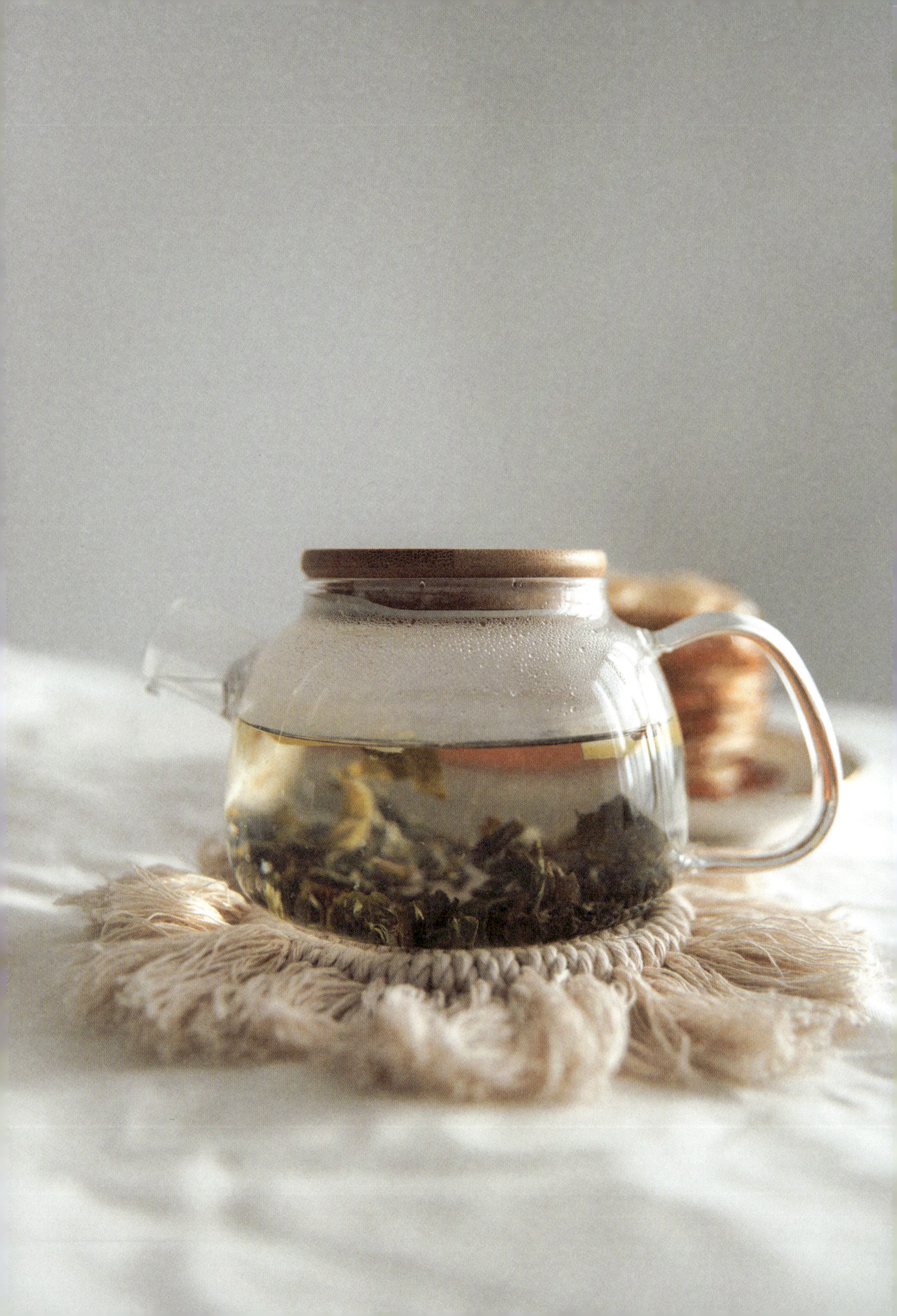

> **Hildegarde de Bingen recommande de jeûner pour évacuer les toxines, précisément celles contenues dans l'espace du cul-de-sac de Douglas. Cette cure pourra par exemple durer 8 semaines.**

Hildegarde de Bingen recommande également la **boisson de scolopendre** (*Asplenium scolopendrium*), qui agit ici en équilibrant hormonal et régulateur de la thyroïde. C'est un conseil universel pour toutes les glandes endocrines. On peut acheter la boisson prête à l'emploi, ou la préparer soi-même selon la recette suivante, formulée par le Dr Strehlow :

Scolopendre
une fronde de scolopendre fraîche ou 6 g de poudre séchée

Miel bio
100 g

Poivre long
5 g de poivre long moulu

Cannelle
20 g

Vin bio
75 cl

Faire cuire fortement la scolopendre dans du vin. Ajouter le miel en continuant la cuisson.

Ajouter le poivre long et la cannelle et laisser cuire encore 1 ou 2 minutes. Filtrer la préparation.

Boire un verre à liqueur après les 3 repas pendant 1 semaine

Puis prendre avant et après les repas pendant 4 à 6 semaines

Jambes sans repos

Le sang bouillonne. Le prélèvement hildegardien (*voir p. 96*) permet de détoxifier l'organisme même en cas de migraine ou de maux de tête.

Acuité visuelle

Le rein se bouche, la dégénérescence maculaire peut se manifester : il est nécessaire de traiter le foie et de faire un prélèvement hildegardien (*voir p. 96*).

Conseils pour les intestins, le foie et l'estomac

Au moment de la ménopause, un ralentissement général du métabolisme peut survenir. Le maintien de l'optimisation des organes de l'appareil digestif est capital pour la bonne assimilation des nutriments.

L'INTESTIN GRÊLE

Recette phare de l'approche hildegardienne, le mélange « fenouil des Alpes » sert à nettoyer l'intestin, notre « second cerveau ». Cette recette convient à tous (même si les retours relatifs au goût sont mitigés), sauf aux personnes souffrant d'hypertension à cause de la réglisse.

Vous pouvez trouver cette préparation d'épices en magasin spécialisé chez les revendeurs hildegardiens.

LE MÉLANGE FENOUIL DES ALPES

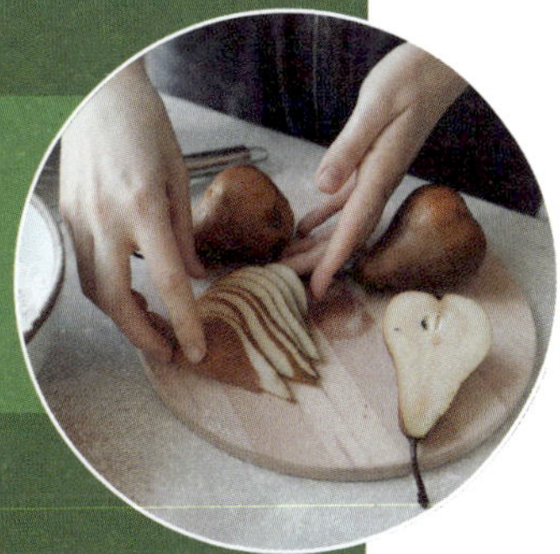

INGRÉDIENTS

- ✓ 5 grandes poires
- ✓ 250 gr de miel
- ✓ Galanga
- ✓ Réglisse
- ✓ Sariette
- ✓ Fenouil des alpes

PRÉPARATION

1. Cuire les poires dans l'eau pendant 15 minutes.
2. Jeter l'eau de cuisson et réduire les poires en purée.
3. Ajouter le miel et le reste des ingrédients.
4. Mélanger le tout à l'aide d'une cuillère en bois.
5. Mettre chaud dans des petits pots et conserver au réfrigérateur ou congeler.

PRISE

Le mélange fenouil des Alpes est à prendre pendant au moins 3 semaines selon le dosage suivant :

- ✓ Prendre à jeun une cuillère à café le matin ;
- ✓ 2 cuillères à café au repas du midi ;
- ✓ 3 cuillères à café au coucher ;

LE FOIE

En naturopathie hildegardienne, privilégier la **boisson d'hysope** (*Hyssopus officinalis*) ou de **scolopendre** (*Asplenium scolopendrium* – *voir p. 87*) pour soutenir l'action du foie.

L'ESTOMAC

Lors de la phase de la ménopause, les difficultés d'élimination des déchets génèrent des répercussions sur les autres organes dont l'estomac. Le taux d'acidité naturel pour qu'il fonctionne de manière optimale diminue et tend le basique. Ainsi, l'équilibre acido-basique se trouve modifié et génère un processus de fermentation, puis progressivement d'inflammation.

Pour stimuler l'estomac, il est judicieux de prendre chaque matin une tisane de plantes. Si cela est insuffisant, faire une **cure de boisson d'absinthe** :

Boire
un verre
à liqueur (2 cl)
avant
le petit-déjeuner

Tous les
2 jours
de mai
à octobre

Vous pouvez trouver la boisson d'absinthe prête à l'emploi en magasin spécialisé chez les revendeurs hildegardiens.

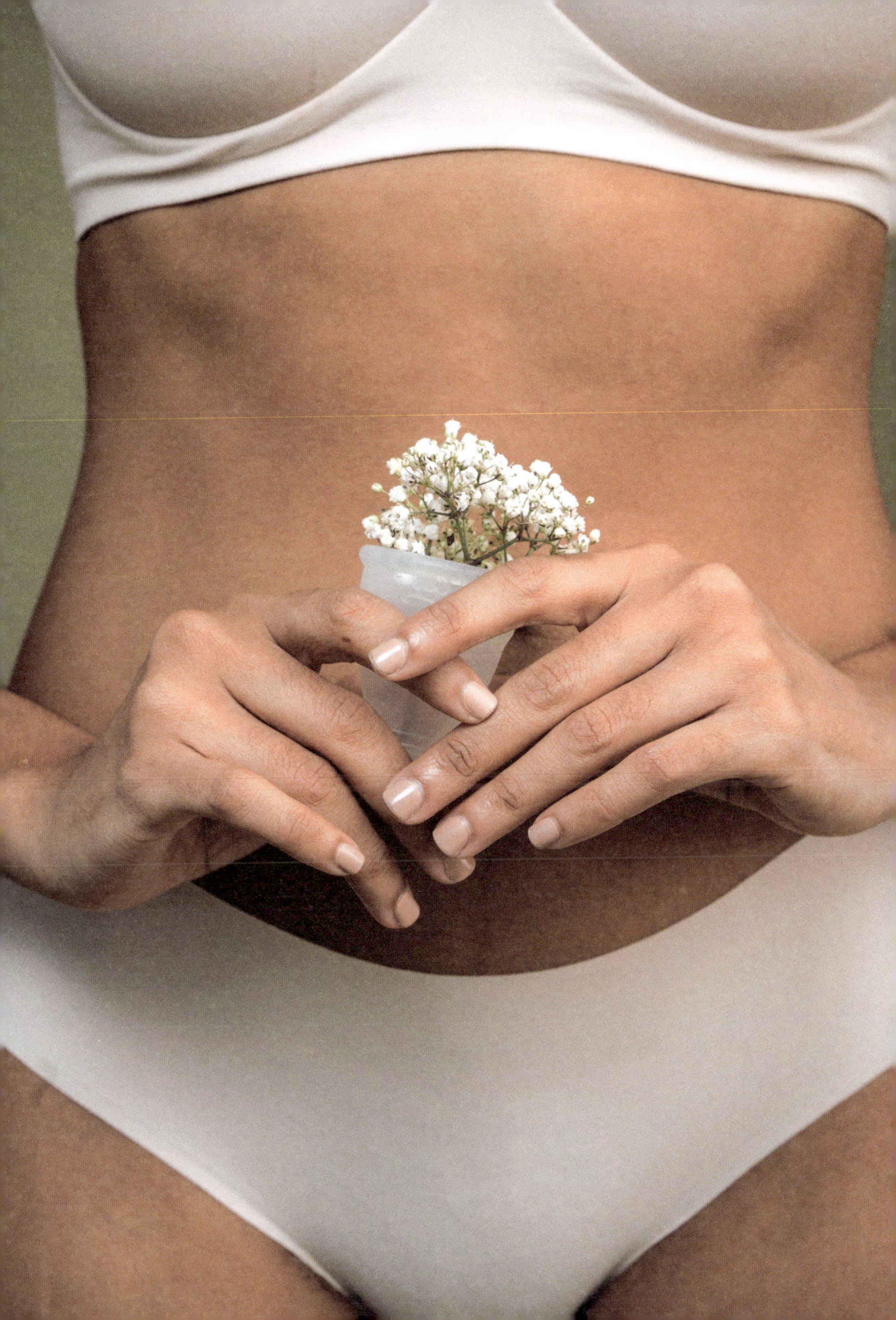

LE JEÛNE HILDEGARDIEN

La méthode

Le jeûne hildegardien est aussi appelé monodiète à l'épeautre, car c'est avant tout une semaine de régénération du corps avec une alimentation à base d'épeautre non hybridé (ou « pur »), soit une alimentation réduite, qui nourrit sans encrasser le corps et qui, de surcroît, possède une grande valeur désintoxiquante et revitalisante.

Le menu est composé d'épeautre non hybridé et de légumes accompagnés d'épices préconisées par Hildegarde de Bingen (serpolet, galanga, pyrèthre...).

On appelle cela « la soupe du jeûneur » et elle est prise à midi. Le matin et le soir, on boit des tisanes et des jus de fruits ou de légumes. On peut commencer par un jour ou par une semaine. L'idéal, c'est de le faire sur une semaine, car le corps a le temps de se nettoyer en profondeur. Il est possible de pratiquer ce jeûne sur une période plus longue, mais dans ce cas, il est recommandé d'être accompagné ou de le faire en groupe. Les périodes privilégiées pour nettoyer l'organisme sont les changements de saison, au printemps et à l'automne.

> Dans le cadre de la ménopause, la durée préconisée du jeûne est de 8 semaines.

La préparation

Avant de commencer un jeûne, il faut se préparer. La préparation commence au moins trois jours avant, voire une à deux semaines pour ceux qui ont une alimentation peu équilibrée.

Il faut prévoir une nourriture allégée en supprimant :

- Les repas lourds
- Les viandes
- Les laitages
- La charcuterie

Privilégier les aliments comme :

- L'épeautre
- Les légumes
- Les fruits

> Chaque matin, on commence le jeûne avec une tisane, un thé léger ou un café d'épeautre et on ajoute deux gâteaux au gingembre. Les boissons peuvent être préparées à l'avance et stockées dans un thermos. Les tisanes de camomille, de sauge, ou de fenouil peuvent être alternées. On peut les sucrer et en boire deux litres dans la journée. En revanche, il ne faut pas les boire froides.

ÉQUILIBRER LES ÉMOTIONS

Hildegarde de Bingen recommande de cultiver la joie dans tous les domaines de la vie. Cela impose de faire la paix avec ses émotions, car si celles-ci ne sont pas apaisées et sont couplées à une hygiène de vie non idéale, ce peut être l'origine de nombreux maux.

Il ne faut pas s'imaginer vieux, cela génère de mauvaises pensées et de la bile noire. Même les cheveux gris ne sont pas une fatalité, ils sont symptomatiques d'un trop-plein d'acidité. Pour y remédier, une lotion à la cendre de prune est à saupoudrer chaque jour sur le cuir chevelu.

Il convient de trouver sa **sérénité**, son **calme intérieur**. Hildegarde de Bingen étant une abbesse, donc elle mentionne la foi, mais elle nous invite aussi à croire en l'homme et avant tout en nous-même en tant qu'individu. Les solutions sont nombreuses pour nous venir en aide mais elles ne peuvent être pertinentes que si nous prenons conscience de nos propres forces positives et négatives, et que nous acceptons de nous regarder en face, au-delà du miroir. Il est évident que c'est à la fois difficile et inconfortable, mais cela signe le début de tous les possibles.

La **connaissance de soi** est une clé pour une vie riche, harmonieuse et tournée vers l'autre. Les techniques d'art-thérapie, de musicothérapie, de méditation, la pratique du silence… seront des alliés. Au besoin, la rencontre de professionnels de la santé psychique (psychologues, psychiatre et thérapeutes alternatifs) sera une solution. Les propositions de professionnels dans l'accompagnement du mieux-être ou du développement personnel sont nombreuses et souvent très prometteuses. Au moment de la ménopause, il peut être opportun de se faire accompagner sur ce plan.

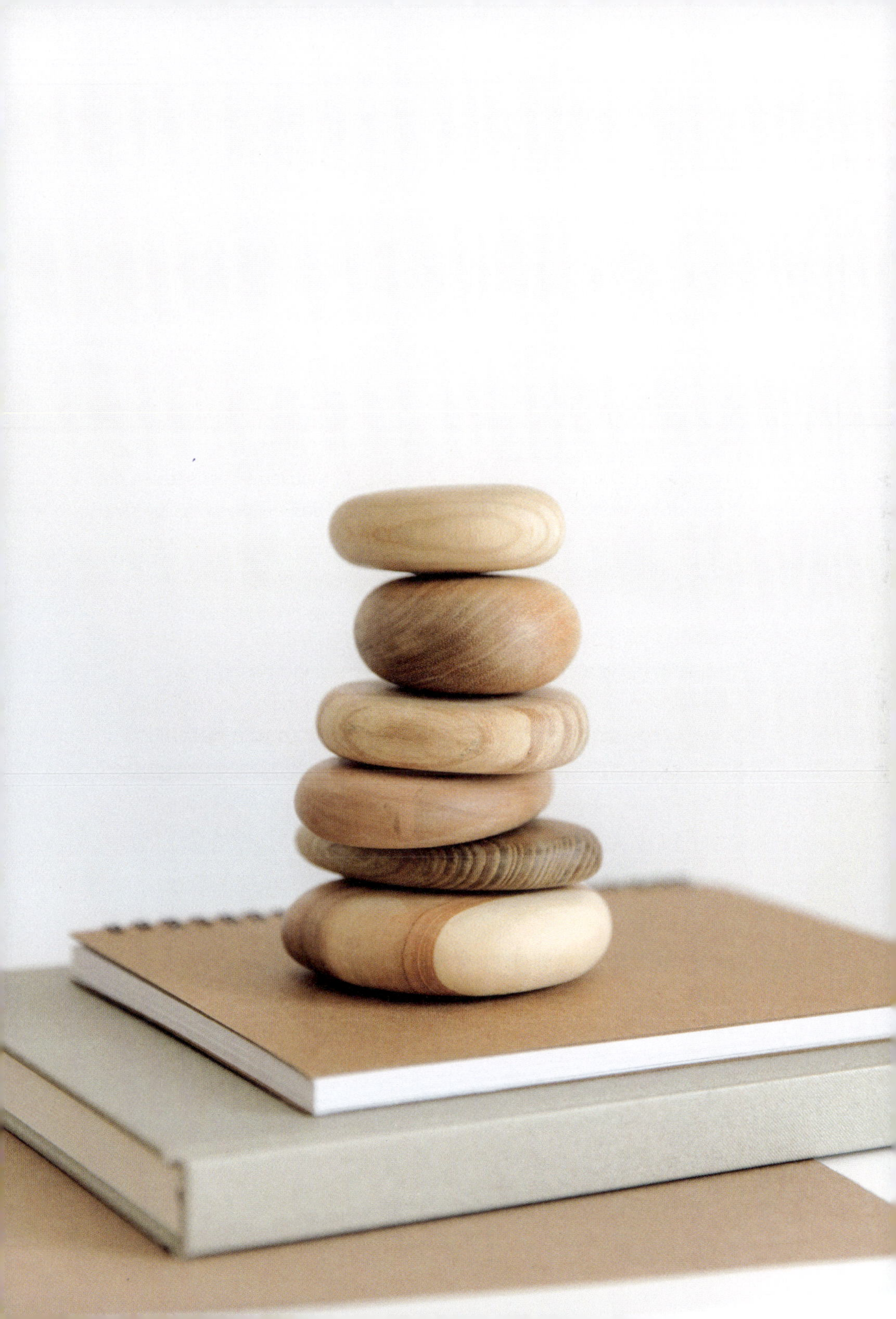

LE PRÉLÈVEMENT HILDEGARDIEN

Le prélèvement hildegardien consiste en un prélèvement de sang d'environ 200 ml, à un moment lunaire précis.

TABLEAU COMPARATIF

Prélèvement hildegardien	200 ml de sang
Saignée	400-450 ml de sang
Don de sang	400-500 ml de sang

L'indication d'Hildegarde de Bingen :

> « Quand les veines de l'homme contiennent trop de sang, il faut les purger de leurs glaires nocives et de l'humeur produite par la digestion, en pratiquant une saignée. »

Le prélèvement hildegardien est donc particulièrement indiqué à partir de la ménopause, quand le cycle féminin évolue et que le corps de la femme intègre tous ces changements. Il sert à nettoyer le corps.

À cette étape, il améliore et désintoxique le métabolisme général, et constitue un moyen de prévention précieux pour toutes les problématiques cardiaques et cardiovasculaires.

Le prélèvement hildegardien est également très indiqué pour le système nerveux : en cas de stress, il est cent fois plus puissant que la rhodiola (plante adaptogène, extrêmement recommandée pour les périodes de stress), d'autant que l'effet est immédiat.

Le prélèvement est réalisé sur une personne à jeun, le lendemain de la pleine lune, soit le premier jour de la lune décroissante ou l'un des jours qui suivent. Dans les 3 jours qui précèdent le prélèvement, afin de bénéficier du meilleur profit de ce geste technique, il convient d'adapter son alimentation et de suivre les recommandations diététiques d'Hildegarde de Bingen. Il en est de même pour la semaine qui suit. Lors du rendez-vous avec le professionnel formé à la méthode d'Hildegarde, tout cela vous sera précisé en détail.

Le prélèvement hildegardien doit toujours être effectué par un médecin ou un infirmier formé à la méthode d'Hildegarde de Bingen. Si vous avez du mal à trouver ces praticiens en France, sachez qu'ils sont plus nombreux en Allemagne, en Suisse et en Belgique.

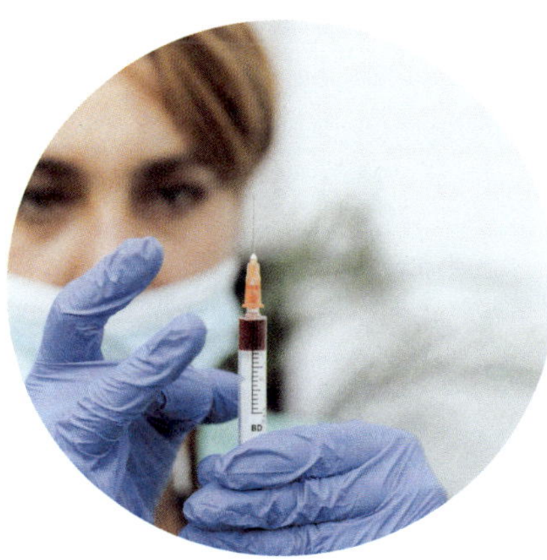

ALIMENTATION ET HYGIÈNE DE VIE

En matière d'hygiène de vie, Hildegarde de Bingen recommande la juste mesure en tout. Pour profiter de chaque instant de la vie, il faut être en bonne santé, ce qui suppose une bonne alimentation, des produits sains, cultivés dans de bonnes conditions et idéalement cuisinés « maison ».

On pourrait penser qu'il ne faille consommer que des produits bio, mais mon expérience de 20 ans dans les démarches de sécurité et de qualité alimentaires m'a appris qu'une certification bio a un coût important que certaines petites entreprises ne peuvent s'offrir, quand bien même elles auraient une démarche encore plus qualitative qu'une entreprise certifiée.

Pour se faire sa propre opinion il suffit d'aller à la rencontre de ces entreprises, autour de chez vous, sur les marchés et dans les salons, d'échanger avec les producteurs et entrepreneurs, de goûter leurs produits et de choisir qui vous fournira ce que vous mettrez dans votre assiette. La réalisation de plats de qualité et l'envie de cuisiner, quelles que soient ses aptitudes en matière de cuisine, débuteront par cette première étape.

Au besoin, il y a pléthore de livres et cours de cuisine, y compris de cuisine hildegardienne[1].

1. Sur ce sujet, voir l'ouvrage *Hildegarde dans ma cuisine*, de Mélody Molins, publié aux Éditions IH.

Les aliments poisons

Hildegarde de Bingen a listé des aliments poisons, des aliments qu'elle ne recommande pas car elle considère qu'ils accroissent la bile noire, source de toutes les maladies :

La pêche

« Ce fruit ne convient ni à un bien-portant ni à un malade, car il abolit le mélange harmonieux des humeurs qui sont en l'homme, et génère des glaires dans l'estomac[1]. »

La prune et le pruneau

« Le prunier a pour signature la colère. Il est mauvais et dangereux de manger du fruit de cet arbre pour les bien-portants comme pour les malades, car il exacerbe la cole noire (mélancolie), accroît les sucs amers de l'organisme, et fait bouillonner tous les foyers d'épidémie qui sont en l'homme. » Le prunier symbolise la colère. Le noyau de la prune est riche en acide cyanhydrique et favorise les douleurs inflammatoires.

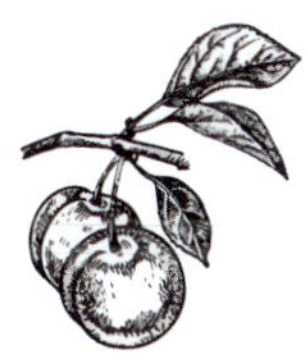

La fraise

« Elle provoque des écoulements d'humeur chez celui qui en mange et ne vaut rien en médecine. »

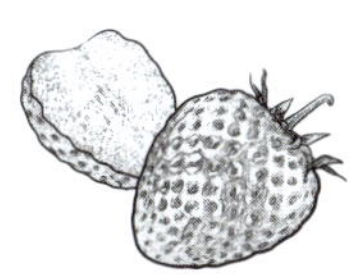

1. Voir les sources des citations d'Hildegarde de Bingen p. 185.

Le poireau

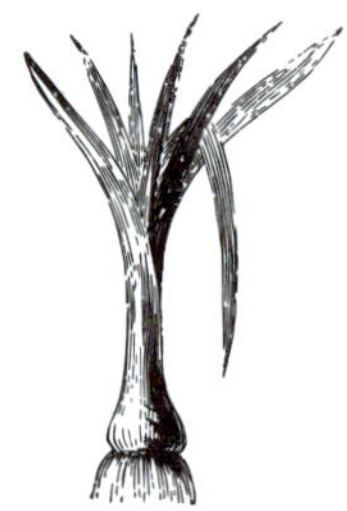

« Si on le mange cru, il est aussi mauvais pour l'homme qu'une plante vénéneuse et inutile, car il fait le contraire de ce qu'il faut pour le sang [...]. Il ne fait qu'augmenter la quantité de sang, il ne fait pas diminuer la décomposition et il ne purifie pas les humeurs. [...] Pour les malades, il n'est bon à manger ni cru, ni cuit, car leur sang n'a pas la chaleur voulue [...]. Si un malade en mangeait souvent, il ferait encore empirer tout cela. » Le céleri et les oignons peuvent remplacer le poireau. Le poireau puise l'arsenic dans le sol, en petite quantité mais concentrée.

Le porc

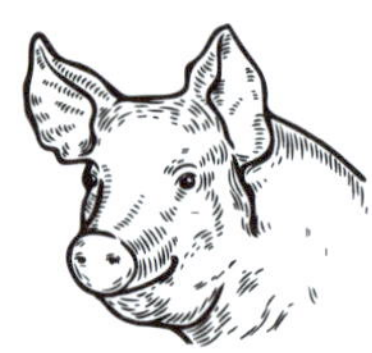

« Le porc n'est point sain mais vicieux, il n'est bon à manger ni pour les bien-portants, ni pour les malades dont il ne diminue ni les engorgements ni aucune autre disposition morbide de l'organisme, qu'il accroît au contraire. »

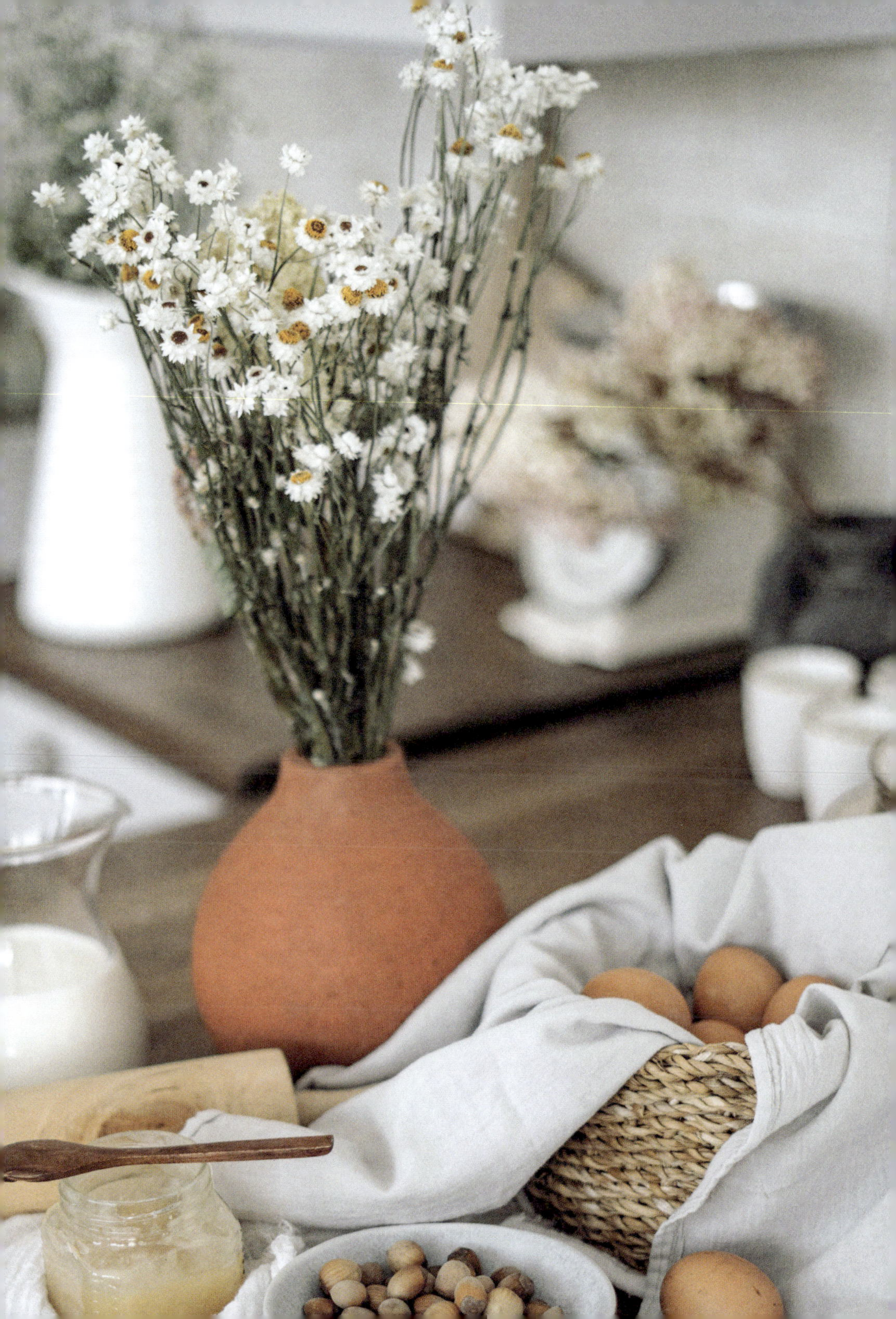

Conseils alimentaires d'Hildegarde de Bingen

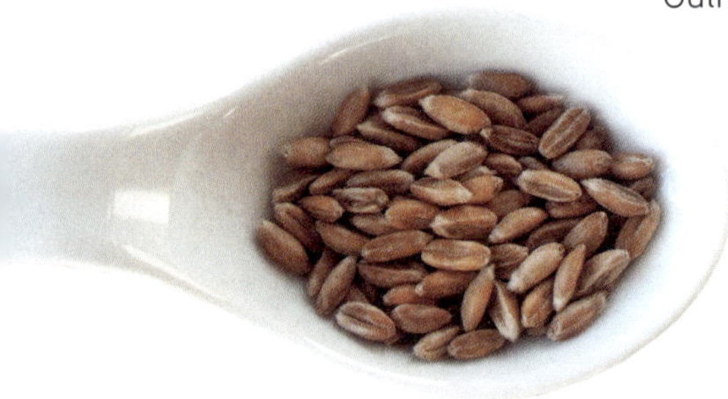

Outre les aliments poisons, Hildegarde de Bingen recommande de proscrire les **aliments raffinés**, soit les farines et sucres blancs. Elle conseille l'épeautre pur (non hybridé), comme nous l'avons déjà mentionné, et le sucre de qualité (miel...). Elle nous invite à diminuer voire supprimer le lait de vache. Hildegarde de Bingen nous invite aussi à consommer de nombreux fruits (frais et sec) et légumes ainsi que des légumineuses, tout en réduisant les apports de viande – notamment de viande rouge dans le cadre de la ménopause.

LES PRODUITS LAITIERS

Hildegarde de Bingen considère que le **lait** est destiné aux petits de chaque espèce ; ainsi, passé la diversification alimentaire nous ne devrions en consommer que ponctuellement. Il est certain que quand on nous martèle que « les produits laitiers sont vos amis pour la vie », ce n'est pas chose facile. Mais j'invite chacun à faire l'expérience de l'éviction du lait et de ses dérivés sur une période de 3 semaines et à écouter ses ressentis, d'autant plus fermement quand une problématique inflammatoire s'installe (une maladie en « ite »).

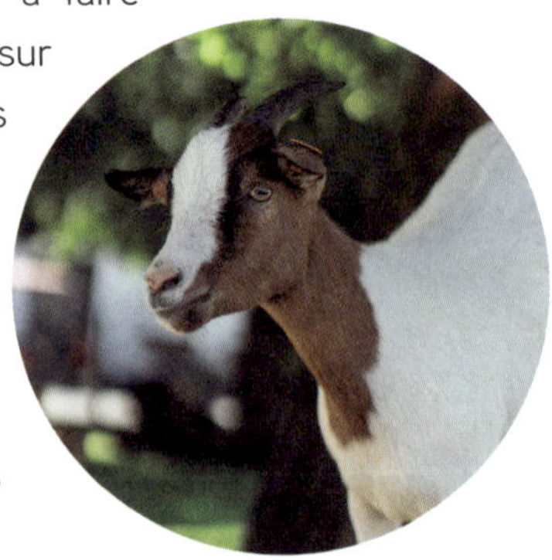

Pour aller plus loin sur ce sujet, je vous conseille la lecture du livre du docteur Nicolas Le Berre *Le Lait, une sacrée vacherie ?*

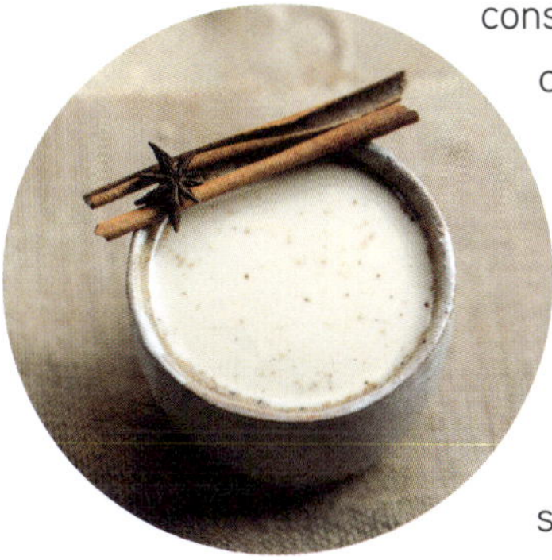

Plutôt que du lait de vache, Hildegarde de Bingen conseille de consommer du **lait de petits animaux**, notamment ceux de chèvre et de brebis. Aujourd'hui, l'offre de laits animaux ou végétaux alternatifs à celui de vache est très importante. Soulignons également que les recettes de plats à base de lait, crème ou beurre végétaux sont très nombreuses. Enfin, notamment en France, il est bien évident que la tentation d'un bon fromage au lait de vache se manifeste aisément. Le tout est de se le réserver pour un repas ou deux dans la semaine et de ne pas céder tous les jours à la tentation.

CUISINER LES ÉPICES

Hildegarde de Bingen préconise de consommer des épices. Pour préparer le corps à la ménopause, il est bénéfique d'utiliser au quotidien le **pyrèthre d'Afrique** (*Anacyclus pyrethrum*) pour la cuisine. En résumé, cette racine favorise l'absorption dans l'intestin grêle et contribue à la bonne santé de la flore intestinale. Une flore intestinale saine et en bonne santé est déterminante pour la vitalité et l'immunité.

Je suggère également de consommer au quotidien du **galanga** (*Alpinia officinarum*) : il réchauffe le cœur, physique et émotionnel, et sera très pertinent pour la prévention des problèmes cardiovasculaires. Le galanga est un antibiotique naturel de l'intestin grêle. Prise : **3 comprimés à la fin de chaque repas**. Des précautions sont à prendre pour les personnes sous anticoagulants. Voir un naturopathe spécialisé.

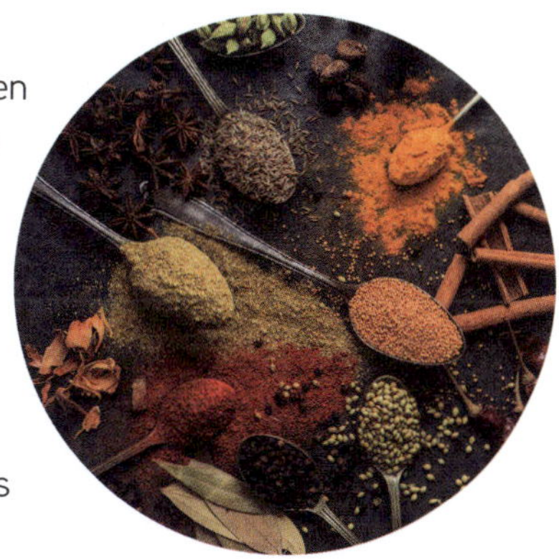

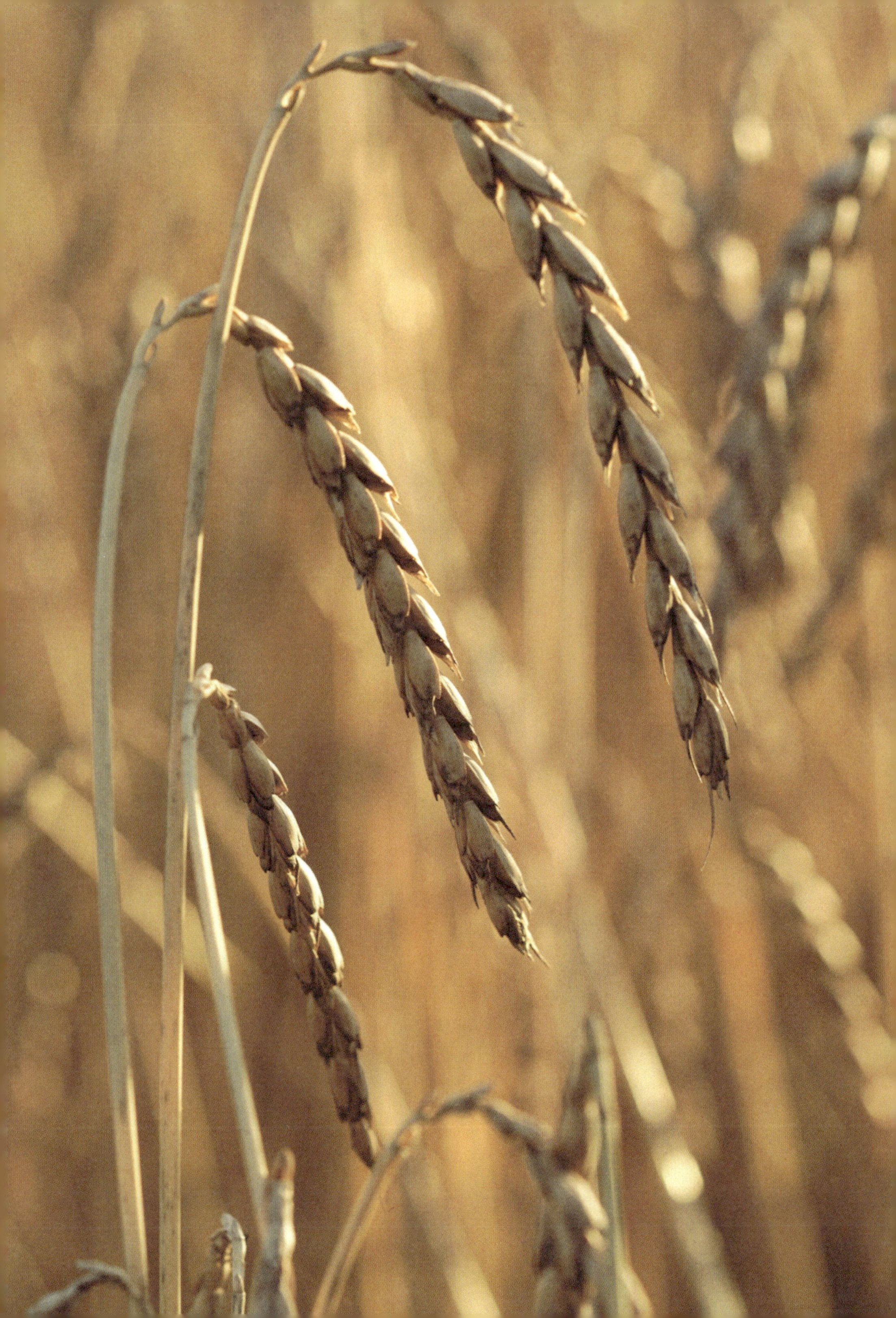

LE GRAND ÉPEAUTRE NON HYBRIDÉ

Hildegarde de Bingen recommande chaudement l'épeautre, qui est au centre de son enseignement. Mais attention, **seules les variétés de grand épeautre non hybridé sont bénéfiques**. Le petit épeautre et le grand épeautre hybridé ne possèdent pas les qualités nutritionnelles vantées par Hildegarde de Bingen. De façon générale, si le terme « pur » ou « non hybridé » n'est pas mentionné et que l'épeautre n'est pas labellisé Hertzka, Institut Hildegardien ou autre label hildegardien, il est peu probable qu'il s'agisse d'épeautre non hybridé. Pour en savoir plus sur ce sujet et sur les bienfaits de l'épeautre, voir le livre ***Hildegarde et l'épeautre*, de Lilian Ceballos**, aux Éditions IH.

Le Dr Strehlow, promoteur de l'approche hildegardienne, estime que « manger de l'épeautre trois fois par jour garantit 80 % de la bonne santé ». Selon Hildegarde, les bienfaits du grand épeautre non hybridé sont les suivants :

- Anti-allergique ;
- Aide à réguler la glycémie ;
- Stimule le système immunitaire ;
- Antitumoral ;
- Très digeste ;
- Améliore la résistance à la fatigue.

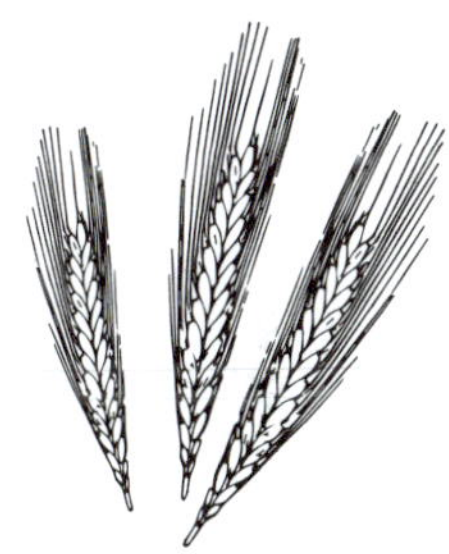

L'épeautre est intéressant à tous les moments de la vie, et précisément au moment de la ménopause pour sa richesse en vitamines et minéraux et sa grande valeur énergétique. Lors de la ménopause, le métabolisme du corps est ralenti et il est fondamental d'apporter au corps un aliment aussi riche, pour soutenir le squelette et les tissus. La richesse minérale de l'épeautre assure au corps une réserve basique toujours suffisante pour protéger l'organisme contre toute hyper-acidose[1].

1. En naturopathie, on considère que l'équilibre acido-basique est garant de la bonne santé. Une acidose est un terrain propice au développement de nombreuses problématiques.

Sport et sommeil

PRATIQUER UN SPORT RÉGULIER

La pratique d'un sport régulier est indispensable à la bonne santé, d'autant plus si l'on a une activité sédentaire. L'important est de faire un effort régulier. Chacun pourra choisir ce qui lui convient selon ses envies, ses capacités physiques et son budget, à condition que ce loisir lui procure de la joie. A minima, la marche est accessible à tous, ne coûte rien et ne nécessite qu'une paire de chaussures adaptées. Ainsi, 30 minutes de marche trois fois par semaine me paraît être une base réalisable par tous.

ÉQUILIBRER LES HEURES DE VEILLE ET DE SOMMEIL

Aussi capital que l'alimentation, le sommeil est essentiel à notre équilibre et notre santé physique et mentale. Il faut donc savoir se reposer et surtout privilégier les heures de sommeil avant minuit, celles-ci étant considérées comme les plus profitables pour notre organisme. La « maintenance du corps » est optimale entre 21 heures et minuit, après avoir effectué un dîner léger et pratiqué des activités plus calmes sur la fin de journée.

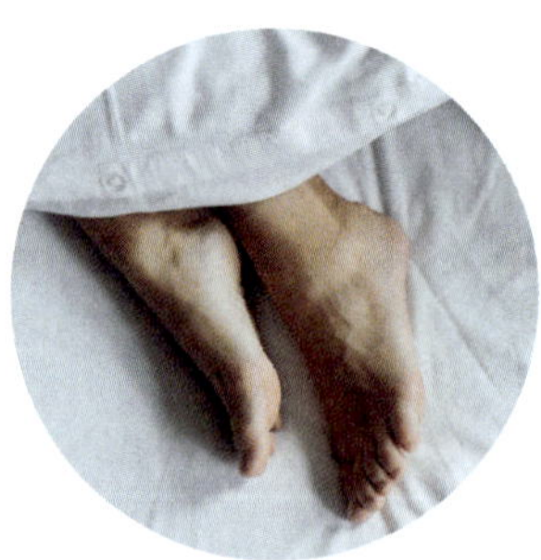

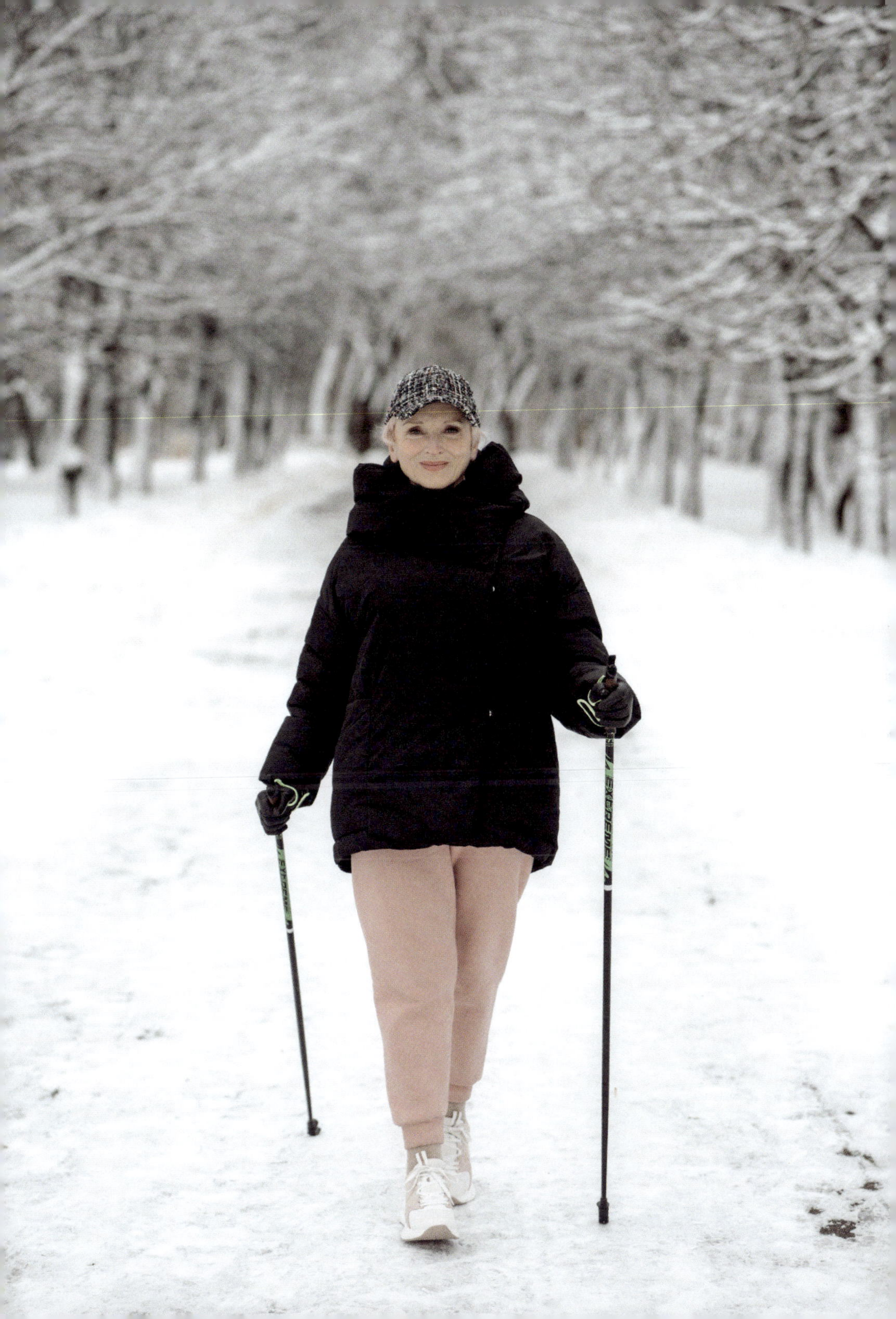

LA PHYTOTHÉRAPIE

La phytothérapie est une approche naturelle basée sur l'usage des plantes et de leurs extraits dans le but d'entretenir ou d'améliorer son capital santé pour un mieux-être au quotidien.

TABLEAU GÉNÉRAL
DES DIFFÉRENTES FORMES DE PHYTOTHÉRAPIE

TYPE	PRÉPARATION	PRISE
TISANE	20 g à 30 g de plantes ou de mélange de plantes par litre d'eau, soit 3 à 5 g/tasse (250 ml)	3 fois par jour
TEINTURES MÈRES	En général, 15 gouttes diluées dans un verre d'eau	2 à 3 fois par jour
MACÉRATS GLYCÉRINÉS (jeunes pousses, bourgeons...)	En général, 15 gouttes diluées dans un verre d'eau	1 fois par jour
HYDROLAT	1 cuillère à soupe par jour Cure de 21 jours Gélules/nébulisats	1 à 3 fois par jour

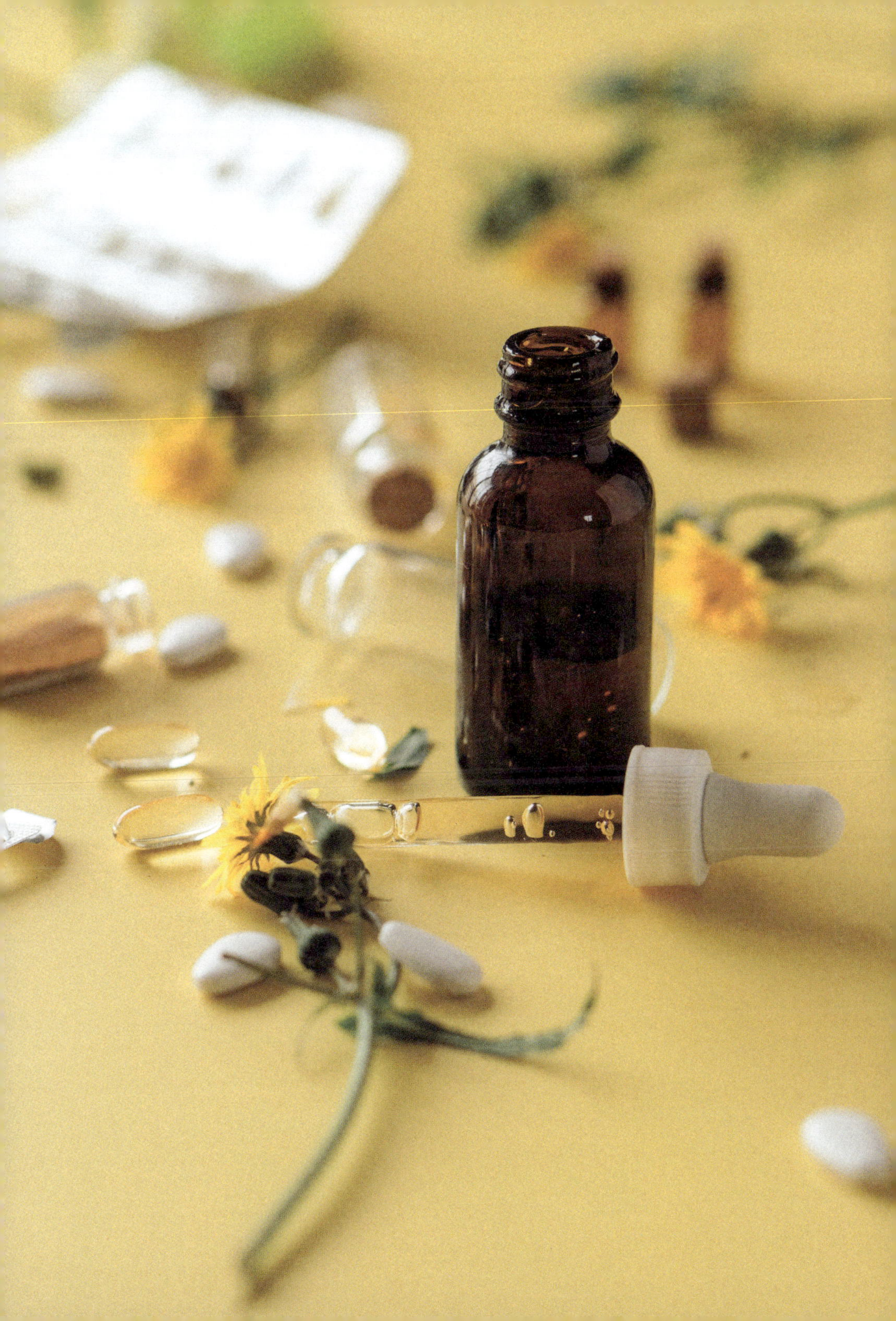

L'ARMOISE COMMUNE
(ARTEMISIA VULGARIS)

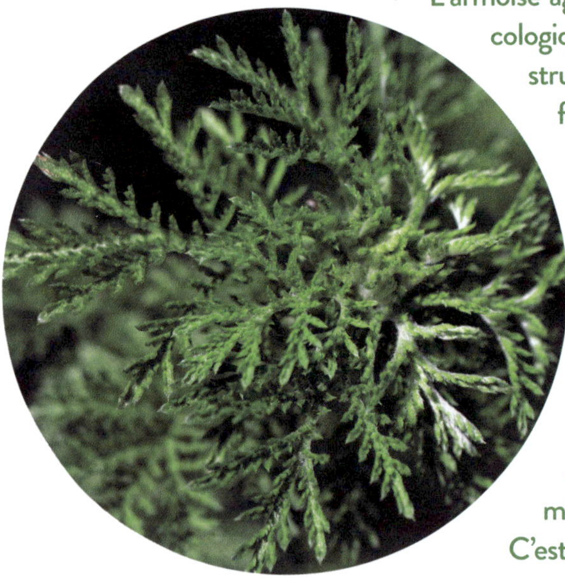

L'armoise agit sur toute la sphère gynécologique pour redonner une structure rythmique et un état fonctionnel normal à toutes les formes de dysfonctionnements hormonaux (surrénales, hypophyse, thyroïde). Au moment de la ménopause, les surrénales produisent en relais l'œstrogène, et l'armoise se bat contre le chaos de la ménopause et réorganise en mimant l'action de l'œstrogène. C'est une plante œstrogène-like[1].

L'armoise est utile pour tous les troubles de la ménopause, quand les hormonent dysfonctionnent :

- Saignements chaotiques
  (trop abondant, trop long, en dehors des règles) ;
- Sautes d'humeur, sueurs nocturnes, bouffées de chaleur.

Elle harmonise le flux sanguin (elle contient de la rutine, qui favorise la fluidité du sang et la perméabilité des capillaires).

1. Pouvant mimer l'action des œstrogènes dans l'organisme.

> **En association avec la sauge officinale, l'armoise apaise les troubles d'origine nerveuse (stress, insomnie, angoisse).**

PARTIE UTILISÉE

Sommités fleuries.

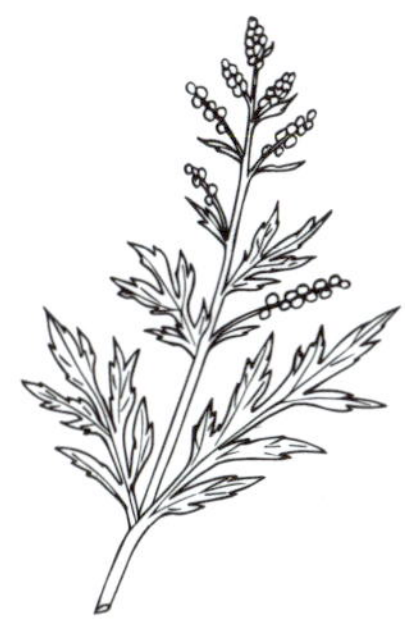

APPLICATIONS

- Usage interne ;
- Plante forte : à doser légèrement.

CONSTITUANTS

- HECT[1] (0,03 % à 0,3 %) – avec plus de cent constituants divers identifiés dont la composition varie en quantité et en qualité : 1,8-cinéole, camphre, linalol, thuyone, 4-terpinéol, bornéol…
- Lactones sesquiterpéniques : vulgarine, psylostachyne ;
- Hétérosides de flavonols : rutine, coumarine…
- Caroténoïdes ;
- Beta-sitostérol ;
- Stigmastérol ;
- Acide caféique ;
- Acide férulique ;
- Glycoside cyanogène (prunasine) ;
- Alcaloïdes : scopolamine – glycoprotéines à propriétés allergéniques dans le pollen.

1. Acronyme de « huile essentielle chémotypée ». Il s'agit d'un label gage de qualité de l'huile essentielle sur les plans botanique et biochimique.

LE CIMICIFUGA, OU ACTÉE À GRAPPES (*CIMICIFUGA RACEMOSA*)

De récents travaux (2009) et de nombreuses études cliniques tant au Canada, aux États-Unis, qu'en Allemagne, sont venus confirmer l'utilisation traditionnelle de cette plante comme alternative de choix pour diminuer les inconforts de la ménopause.

Le cimicifuga était traditionnellement utilisé par les Amérindiens (Cherokee) :

- Contre les morsures de serpent, et notamment du crotale ;
- Dans les troubles gynécologiques, comme sédatif lors des règles douloureuses, afin d'atténuer les douleurs de l'accouchement ;
- Comme antirhumatismal, pour les problèmes rénaux.

En Allemagne, le rhizome de *Cimicifuga racemosa* est employé dans le Remifemin, préparation à base de plantes pour le soulagement des inconforts de la ménopause. Le cimicifuga est une plante à caractère œstrogénique, bien qu'il ne contienne pas d'œstrogènes, seulement des phytostéroïdes. Cette particularité lui confère une action œstrogène-like, avec pour effets :

- Une réduction des bouffées de chaleur et des sueurs nocturnes ;
- Une réduction de la sécheresse vaginale ;
- Une diminution des sautes d'humeur, de la nervosité et de la tension émotionnelle ;
- Une action d'hypotenseur quand la tension artérielle augmente au moment de la ménopause.

Dans de nombreux pays, le cimicifuga, ou actée à grappes, est utilisé comme traitement hormonal substitutif. En plus d'être naturel, il présente l'intérêt de ne pas générer d'effets secondaires.

PARTIES UTILISÉES

Rhizome et racines.

PRÉCAUTION D'USAGE

Respecter strictement le dosage préconisé.

APPLICATIONS

En voie interne : extraits secs, teinture mère[1], décoction[2] de racines sèches.

Il faut compter plusieurs semaines avant d'observer une amélioration des troubles de la ménopause.

On trouve le rhizome aux États-Unis, en Suisse et en Allemagne.

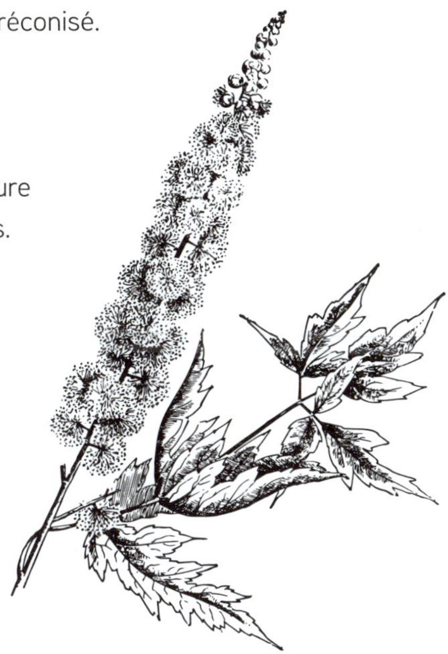

1. Il s'agit d'une préparation d'une préparation hydroalcoolique de plante fraîche. L'alcool permet d'extraire le potentiel de la plante.
2. Eau dans laquelle ont bouilli des parties denses de plantes fraîches ou sèches, racines, écorces, graines, tiges ou baies.

CONSTITUANTS

- Phytostéroïdes ;
- Glucosides (acténine) ;
- Hétérosides triterpéniques (cimigénol, cimifugoside...) ;
- Flavonoïdes ;
- Résine (*Resina cimicifuga* ou cimifugine) ;
- Acide isoferula (acide à café) ;
- Acide salicylique ;
- Phytostérine ;
- ß-cystérol ;
- Alcaloïdes (cytisine, méthylcytosine) ;
- Tanins, amidon.

LE GATTILIER
(VITEX AGNUS-CASTUS)

De longue date, le gattilier est réputé comme anaphrodisiaque. Les femmes d'Athènes parsemaient leurs lits avec ses feuilles pour chasser leurs désirs et observer l'abstinence sexuelle.

Dans d'autres domaines, la plante était utilisée pour :

- Les règles douloureuses (recommandé par Dioscoride) ;
- Pline l'Ancien témoigne de ses vertus diurétiques, galactogènes, capables de provoquer les menstruations, de stopper les diarrhées, de combattre les morsures de serpent, les piqûres d'araignée ;
- Au XIIIe siècle, Arnaud de Villeneuve écrit qu'il « resserre » la matrice, induisant ainsi une action contraceptive ;
- Cazin le décrit comme emménagogue[1], sédatif, galactogène et diurétique.

PARTIES UTILISÉES

Baies, feuilles (tisanes). Les fruits sont plus actifs que les feuilles.

ACTIONS OBSERVÉES

Les baies sont à la fois anaphrodisiaques et emménagogues selon les doses. L'action la plus spécifique du gattilier est certainement son action gynécologique.

1. Qui facilite ou provoque le flux menstruel.

Le gattilier est préconisé dans toutes les anomalies physiologiques liées aux menstruations :

- Aménorrhées secondaires[1], polyménorrhées[2], saignements en dehors du cycle (métrorragies)...
- Pour les inconforts prémenstruels ;
- Pour les manifestations chaotiques de la pré-ménopause et de la ménopause : saignements utérins, troubles de l'humeur, irritabilité, voire dépression.

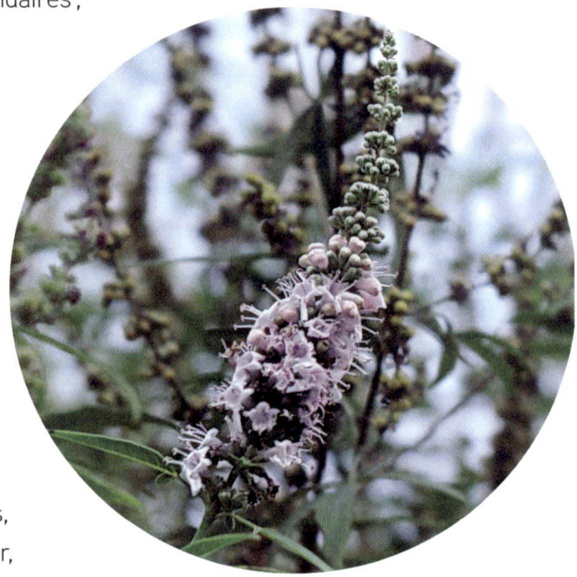

Plus qu'une action **progestérone-like**[3] (utile pour diminuer l'hyper-œstrogénie des syndromes prémenstruels), le gattilier agit comme anti-œstrogène par inhibition de l'activité anti-FSH au niveau hypophysaire.

Son intérêt dans le cadre de la ménopause :

- Atténuation des bouffées de chaleur ;
- Agit sur les troubles neurovégétatifs, surtout d'ordre spasmodique ;

1. Absence de règles pendant plus de trois mois après l'établissement des cycles menstruels.
2. Règles trop fréquentes, cycles trop courts.
3. Pouvant mimer l'action de la progestérone dans l'organisme.

- Agit sur les problématiques psychiques liées à un problème hormonal (Henri Leclerc) ;
- Changements d'humeur, états dépressifs, mélancolie...

C'est une plante qui apaise le corps et l'esprit. Elle atténue tous les inconforts qui ont pour cause une hyper-œstrogénie. Elle entraîne la production de progestérone.

APPLICATIONS

En interne : feuilles (tisanes). Prudence avec le dosage : ne pas dépasser 20 g de gattilier / 200 g de tisane (10 %).

Teinture mère homéopathique (D4), extrait fluides, poudres micronisées (pulvérisation ultra-fine) : 20 gouttes trois fois par jour.

CONTRE-INDICATION

Le gattilier ne doit jamais être donné pendant la grossesse.

CONSTITUANTS

- HECT (0,15 %-1,8 %) : 1,8 cinéole, sabinène, alpha-pinène, limonène...
- Hétérosides d'iridoïdes (1 %) : aucuboside (activité sur les vaisseaux sanguins, en particulier crâniens), agnuside ;
- Diterpènes : rotundifurane ;
- Flavonoïdes (0,05 %-0,08 %) : casticine, pendulétine ;
- Principe amer : castine.

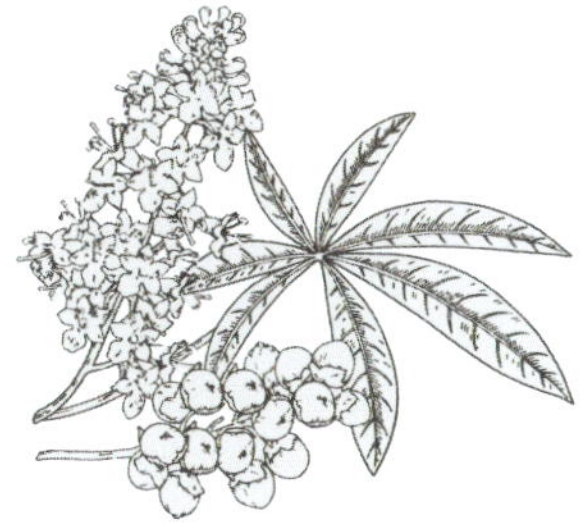

LA SAUGE OFFICINALE
(SALVIA OFFICINALIS)

L'école de Salerne[1] tient ce propos célèbre : « Homme, pourquoi meurs-tu lorsqu'en ton jardin pousse la sauge ? Parce qu'aucune herbe du jardin n'est assez forte contre la mort. »

Hildegarde de Bingen dépeint la sauge comme une panacée. Entre le Moyen-Âge et le XVIIIe siècle, elle entre dans nombre de préparations médicinales réputées : l'**eau d'arquebusade** (teinture officinale à usage externe ou interne destinée à soulager des plaies), l'**eau impériale** (parfum de l'impératrice Eugénie pour atténuer ses migraines), le **baume tranquille** (contre les rhumatismes et douleurs nerveuses), l'**onguent Aregon** (bénéfique contre les coliques et l'apoplexie), etc. En cas d'épidémie, on la retrouve dans toutes les préparations. Ainsi, le **vinaigre des 4 voleurs** (sauge, thym, lavande, romarin, ail, angélique, pimprenelle…) fut utilisé lors de l'épidémie de peste au XVIIe siècle : les voleurs s'enduisaient le corps de ce mélange pour visiter et voler les maisons sans être contaminés.

Salvia officinalis conserve sa renommée aux siècles suivants. Au XIXe siècle, le Dr Cazin reconnaît en elle un excellent **tonique du système nerveux** ainsi qu'un élément bénéfique pour fortifier les **voies digestives**, stimuler les **fonctions hépatiques** et calmer les **nausées**.

Recommandée contre l'**asthénie nerveuse**, qui survient après une maladie épuisante, c'est la plante des convalescents, pour lutter contre la fai-

1. Première école de médecine européenne, fondée au Moyen-Âge (c. IXe siècle) dans l'actuelle Italie. Pétrarque écrira : « C'est à Salerne que fut la source et la fontaine de la médecine. »

blesse physique, le manque d'appétit, les digestions difficiles, les états psychiques dépressifs. C'est également une des plantes les plus efficaces pour combattre la **transpiration** des **états de faiblesse**, la **fièvre**, les **sueurs nocturnes** de la pré-ménopause et de la ménopause.

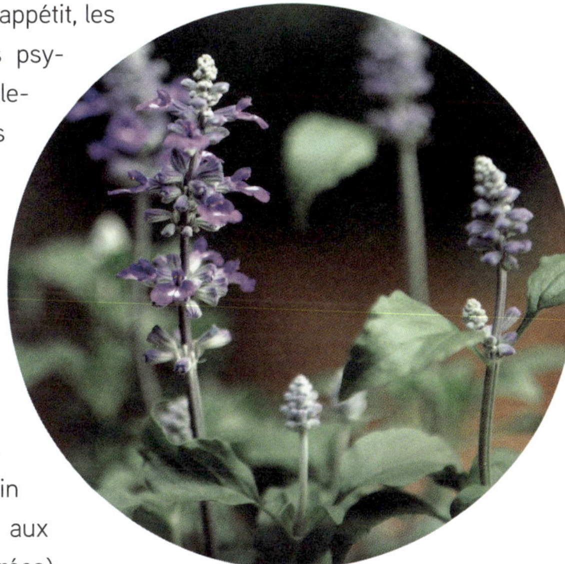

En 1938, on lui reconnaît une **action hypoglycémiante**. Le vin de sauge est alors conseillé aux **diabétiques** (renforce le pancréas).

À la fin du xxe siècle, on découvre que la sauge officinale contient des œstrogènes, ce qui vient confirmer les usages anciens liés à la fécondité féminine. Elle facilite l'**assimilation des corps gras** et ainsi que la **digestion** de plats riches en graisse ou viande.

C'est une plante aromatique chère aux Provençaux, qui ont un dicton disant : « *qu'a de sauvi din soun jardin a pas besoun de médecin* » (« qui a de la sauge en son jardin n'a pas besoin de médecin »).

Les Amérindiens (notamment les Sioux) l'utilisent traditionnellement en fumigation pour accompagner leurs cérémonies sacrées, dans les huttes de sudation.

PARTIES UTILISÉES

Feuilles.

ACTIONS OBSERVÉES

La puissante action hormonale de *Salvia officinalis* est due au salviol, qui porte un principe œstrogène-like. Elle entraîne des **activités emménagogues**, **régularise les cycles menstruels** (retard de règles, flux menstruels insuffisants...), **harmonise les états émotionnels** accompagnant la puberté, la ménopause.

Elle **régule les états émotionnels** un peu chaotiques de la ménopause : états dépressifs, nerveux, mélancoliques.

La sauge officinale a également des vertus **anti-sudorifiques** : elle atténue les sueurs nocturnes, calme les bouffées de chaleur (plus ou moins comme le cimicifuga).

Voici une proposition d'association intéressante :

Sauge officinale *(Salvia officinalis)*	30 g
Armoise commune *(Artemisia vulgaris)*	10 g
Alchemille *(Alchemilla vulgaris)*	30 g
Cimicifuga *(Cimicifuga racemosa)*	30 g

Prendre 5 g du mélange pour une boisson de 250 ml et prendre 3 tasses par jour. Commencer par une décoction avec le cimicifuga et poursuivre en infusant avec les 3 autres plantes.

Voici une autre synergie incluant la sauge officinale. Cette proposition est aussi intéressante pour son action anti-sudorifique, mais ici, la mélisse permet en plus une action sur le système nerveux et digestif – notamment quand l'origine des problèmes digestifs se situe sur le plan nerveux (« ça me reste sur l'estomac, je n'arrive pas à digérer un événement... »).

Sauge officinale (*Salvia officinalis*)	40 g
Mélisse (*Melissa officinalis*)	40 g
Houblon (*Humulus lupulus*)	20 g

Prendre 5 g du mélange pour une boisson de 250 ml et prendre 3 tasses par jour. Commencer par une décoction avec le houblon et poursuivre en infusant avec les 2 autres plantes.

APPLICATIONS

En voie externe : on peut l'utiliser en bain de pieds contre la transpiration. Il suffit de préparer une infusion avec 1 litre d'eau et 2 cuillères à soupe de feuilles de sauge officinale. L'effet est rapide : il survient à peu près dans les deux heures.

En voie interne : infusions, teinture mère, poudre et vin.

RECOMMANDATIONS

La prise (toute forme galénique[1]) de *Salvia officinalis* est contre-indiquée :

- En début de grossesse ;
- En cas d'hypertension (légèrement hypertensive) et d'agitation nerveuse ;
- En cas hypothyroïdie (la sauge régule l'activité de la thyroïde) – mais pas de contre-indication en cas d'hyperthyroïdie ;
- En cas de cancer de l'utérus, du sein ;
- En cas d'allaitement.

1. Désigne à la fois la forme sous laquelle les principes actifs et excipients sont présentés pour constituer le médicament, et le mode d'absorption de ce dernier.

Il faut être prudent avec l'utilisation de l'huile essentielle de *Salvia officinalis* en raison de sa teneur en thuyone (peut contenir jusqu'à 50 % de thuyone). À haute dose, cette molécule peut avoir des effets neurotoxiques et abortifs. Doser à 0,5 % en usage externe.

CONSTITUANTS

- Un principe œstrogénique ;
- HECT (1 %-2,5 %) : constituée principalement de monoterpènes : bornéol, salviol (1 % à 15 %). Elle porte le principe œstrogénique, cinéole, thuyone (entre 35 % et 60 %) et environ 6 % à 15 % de sesquiterpènes ;
- Tanins (2 % à 6 %) : acide rosmarinique (élément principal) ;
- Flavonoïdes (1 % à 3 %) : dérivés de la lutéoline, apigénine, vicénine-2 ;
- Hétérosides phénoliques (composés antioxydants) ;
- Triterpènes.

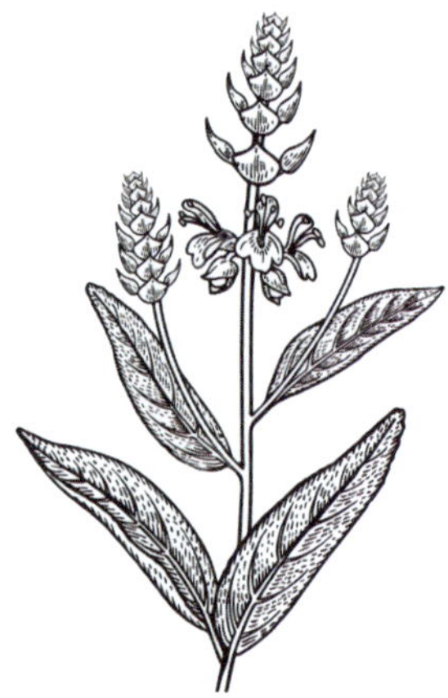

CONTRE-INDICATION

La prise (toute forme galénique) de *Salvia officinalis* est contre-indiquée en cas de mastose, d'endométriose, de kystes ovariens, et de cancers hormono-dépendants : de l'utérus, du sein.

LA SAUGE SCLARÉE
(SALVIA SCLAREA)

C'est une plante destinée aux femmes, comme la sauge officinale. Elle est plus souple et plus fluide dans son apparence que la sauge officinale. Elle agit davantage sur l'émotionnel et elle est plus confortable d'usage que *Salvia officinalis*.

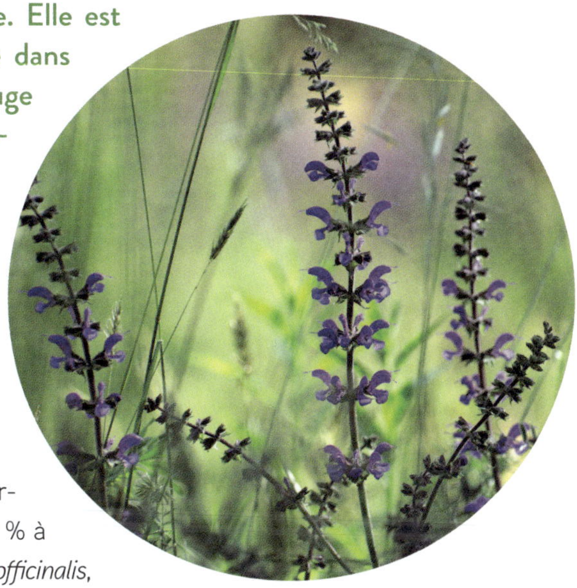

Elle possède les mêmes activités œstrogène-like que *Salvia officinalis*. Son action hormonale provient du scléréol (1 % à 3 %). À la différence de *Salvia officinalis*, *Salvia sclarea* ne contient pas de cétone : on évite ainsi les risques abortifs et ceux de la neurotoxicité.

Elle a les mêmes propriétés que la sauge officinale :

- Emménagogue ;
- Régularise les aménorrhées et dysménorrhées ;
- Action bénéfique pour accompagner la ménopause : aide à aborder cette période de transition en limitant les états de nervosité, en encadrant une émotivité exacerbée... ;
- Antispasmodique et relaxante, elle régule la nervosité des très jeunes filles lors de leurs premières règles.

L'huile essentielle chémotypée (HECT) de sauge sclarée est plus aisée à se procurer que celle de *Salvia officinalis* : l'huile essentielle de sauge officinale contient jusqu'à 50 % de thuyone, substance neurotoxique et abortive et n'est disponible que dans le circuit pharmaceutique. Elle est considérée comme l'une des plus relaxantes qui soient (troubles liés au stress). Elle accompagne les syndromes du cycle : les troubles prémenstruels, la dysménorrhée, l'aménorrhée, le stress. Sa composition est plus harmonieuse que celle de la sauge officinale.

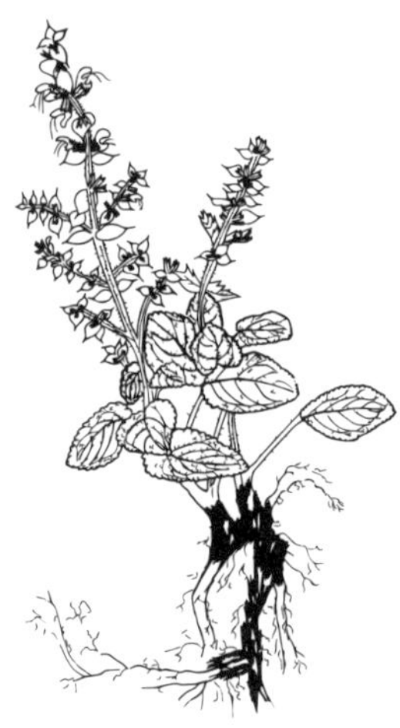

LE YAM
(DIOSCOREA MEXICANO)

Dans la pharmacopée traditionnelle, les Amérindiens aztèques et mayas utilisaient les racines de yam pour faciliter l'accouchement, pour accompagner les troubles gynécologiques, les dérèglements hépatiques et pour calmer les douleurs rhumatismales.

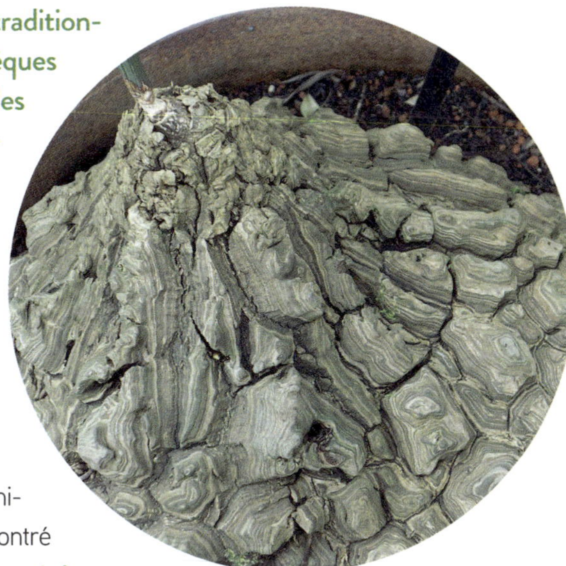

En 1939, Russel Marker, de l'université de Pennsylvanie, a démontré l'action hormonale de la **diosgénine** (principe actif du yam). C'est cette molécule, semblable aux stéroïdes, qui servira à mettre au point la première pilule contraceptive. Plus le yam pousse en altitude, plus il est riche en diosgénine.

PARTIES UTILISÉES

Rhizome, racines.

ACTIONS THÉRAPEUTIQUES

La structure moléculaire de la diosgénine est très proche de celle du cholestérol (précurseur hormonal stéroïdien génital) et de celle de la

DHEA (hormone stéroïdienne de la cortico-surrénale). Le yam est essentiellement utilisé en gynécologie dans les **syndromes prémenstruels**, les **douleurs ovariennes**, les **dérèglements menstruels**, la pré-ménopause, la ménopause, l'**endométriose** et les **fibromes**.

Comme chez toutes les plantes progestérone-like, selon les besoins physiologiques, le foie transforme les principes actifs du yam (diosgénine) en hormones, comme il le ferait avec le cholestérol. La diosgénine stimule ainsi la synthèse hormonale de la progestérone. Le yam est donc indiqué dans les cas d'**insuffisances progestéroniques** de la pré-ménopause et de la ménopause.

Il est par ailleurs très bénéfique pour les femmes qui ont un **vieillissement de la peau prématuré**. Il est pertinent de l'associer avec :

- La sauge sclarée (*Salvia sclarea*) ;
- L'armoise commune (*Artemisia vulgaris*) ;
- Le grémil officinal (*Lithospermum officinale*).

Cette synergie a une action sur le **stress**, la **qualité du sommeil** et le **vieillissement précoce de la peau**.

À noter que les plantes progestérone-like sont intéressantes en prévention de l'**ostéoporose**.

APPLICATIONS

Homéopathie, poudre micronisée, nébulisat[1].

1. Ce procédé permet de créer une poudre très fine, conditionnée ensuite sous forme de gélule.

PRÉCAUTIONS

Attention aux préparations de yam enrichies en diosgénine, qui peuvent entraîner des effets secondaires (vomissements, troubles digestifs et hépatiques). Il est préférable d'utiliser le *totum*[1] du rhizome non enrichi.

Contrairement à la progestérone de synthèse, le yam n'entraîne aucun effet secondaire de masculinisation ni de rétention d'eau (œdème).

CONSTITUANTS

- Saponoside à génine stéroïdique : la diosgénine (≥ 2%) ;
- Stérols ;
- Tanins ;
- Alcaloïdes (issus de l'acide nicotinique) ;
- Amidon.

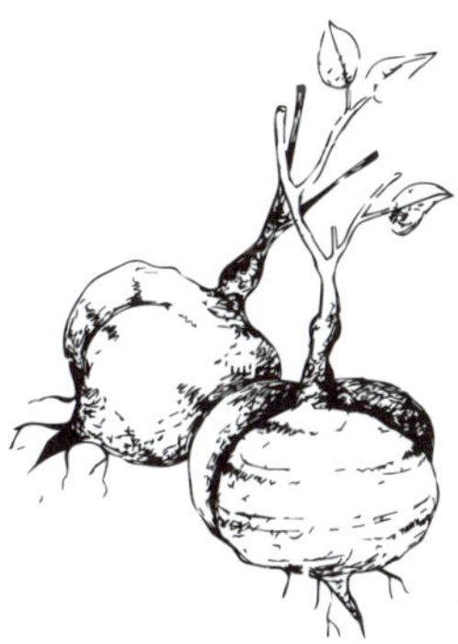

1. La totalité.

L'ONAGRE BISANNUELLE
(OENOTHERA BIENNIS)

L'extrait de graines d'onagre est préconisé pour harmoniser les cycles menstruels.

PARTIE UTILISÉE

L'huile : l'extraction à froid de l'huile d'onagre à partir des graines ne dénature pas ses principes actifs. L'huile végétale d'onagre est riche en vitamine E, vitamine F et en acides gras poly-insaturés. Ces derniers sont considérés comme des régulateurs hormonaux.

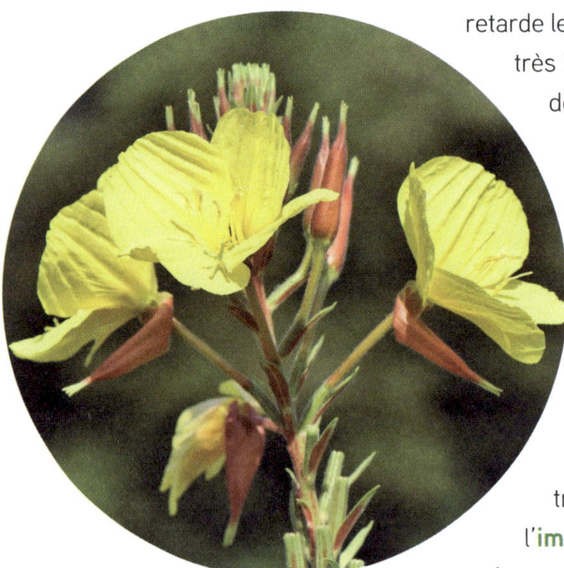

La **vitamine E** est un puissant **antioxydant**, elle retarde les effets du vieillissement et est très intéressante pour la prévention des **troubles cardiovasculaires** et le soutien de ce système. Elle contribue à la **production d'énergie** et améliore la **résistance musculaire** (muscle cardiaque et squelettique). Elle est impliquée dans le **métabolisme du calcium**, en corrigeant sa déposition, soit trop faible soit trop importante. Elle améliore l'**immunité**, puisqu'elle agit au niveau de la formation des anticorps.

La **vitamine F** a une incidence sur le **système hormonal**. On la trouve aussi dans l'huile de lin et de germe de blé.

ACTIONS OBSERVÉES

Nourrir l'ovaire dans le syndrome prémenstruel et celui de la ménopause

L'huile végétale d'onagre est riche en acides gras essentiels de type oméga 6. Elle stimule la production de prostaglandines de type PgE.1 – qui induisent des activités régulatrices des hormones féminines (œstrogènes, progestérone et prolactine).

Une carence de PgE.1 entraînerait une baisse des endorphines, ce qui expliquerait les symptômes dépressifs, mélancoliques, d'hypersensibilité qui accompagnent le syndrome prémenstruel. PgE.1 se montre très utile dans toutes les formes prises par le **syndrome prémenstruel** ainsi qu'au moment de la puberté et de la ménopause.

Vieillissement cutané

La PgE.1 améliore également la **souplesse et l'élasticité de la peau** en contrôlant la sécrétion du sébum, en stimulant le métabolisme cellulaire de la peau.

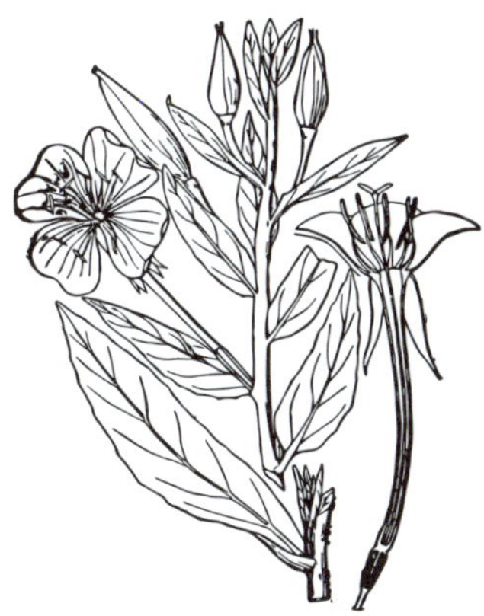

À utiliser après la ménopause pour **entretenir et prolonger la jeunesse de la peau**. Elle est active sur l'acné prémenstruelle, en interne, pour les femmes mûres ou à partir de 3 ans après la puberté.

Elle stimule le **système immunitaire de la peau**.

Système cardiovasculaire

Oenothera biennis est précieuse pour le système cardiovasculaire. La PgE.1 **harmonise le rythme cardiaque**, la **tension artérielle**, la **gestion du cholestérol**. Elle est aussi **anti-inflammatoire** et **vasodilatatrice**.

APPLICATIONS

En interne : cette huile est utilisée de 1 g/jour à 4 g/jour et souvent associée dans les gélules à de la vitamine E naturelle comme antioxydant. On peut la prendre sans problème toute l'année.

En externe : elle prépare la peau avant d'aller au soleil. Elle est à diluer à proportion d'1/5 d'huile d'onagre dans une autre huile, de préférence en mélange avec l'huile de jojoba, de noyau d'abricot, d'argan, d'amande douce ou de calendula.

CONSTITUANTS

- Acide linoléique (6,7 %) ;
- Acide gamma-linolénique (14 %) ;
- Acide oléique (11 %) ;
- Acides gras saturés (8 %) ;
- Constituants mineurs (1,5 %-2,5 %).

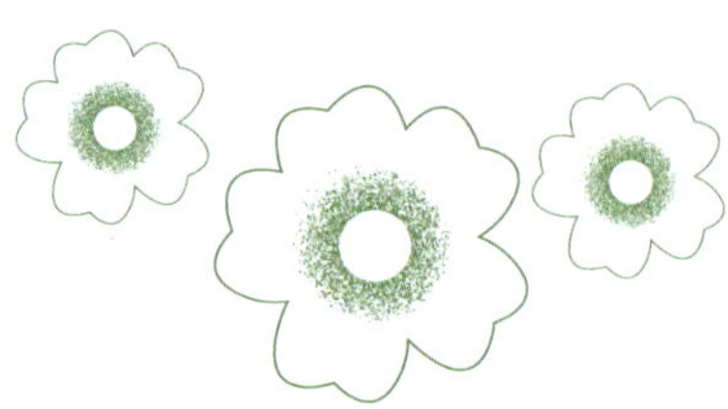

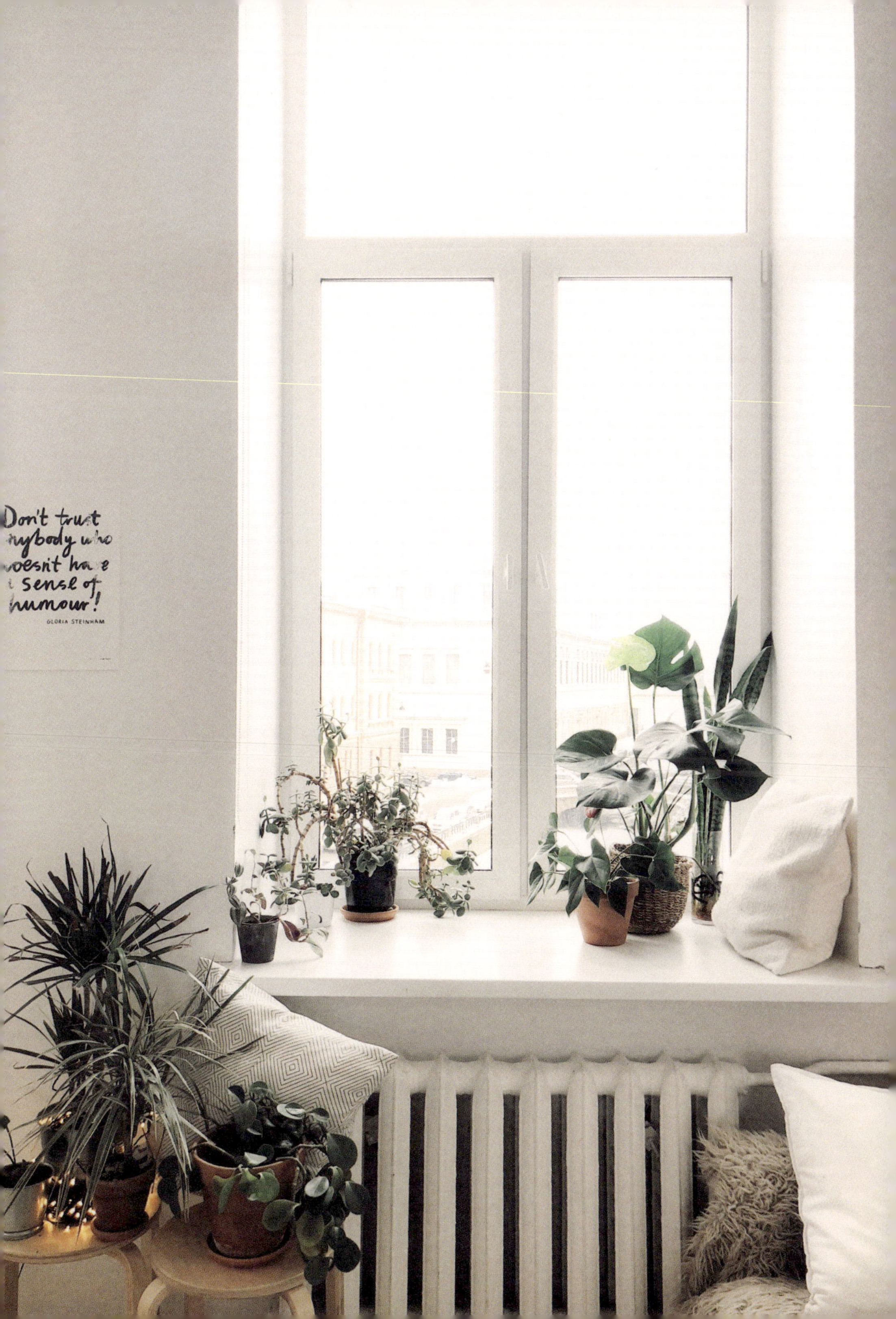
Don't trust
nybody who
oesn't have
sense of
humour!
GLORIA STEINHAM

LA GEMMOTHÉRAPIE

La gemmothérapie est aussi appelée « la médecine des bourgeons ». Du terme latin *gemma*, qui signifie à la fois bourgeon et pierre précieuse, la gemmothérapie utilise exclusivement les tissus embryonnaires frais des plantes, arbres et arbustes, c'est-à-dire les bourgeons, les arbustes et les radicelles. Cette forme de phytothérapie est très puissante – ses résultats sont comparables à ceux obtenus avec les huiles essentielles, et elle ne présente quasiment pas de contre-indication, ce qui la rend très confortable à utiliser.

D'usage récent, la gemmothérapie utilise les embryons foliaires pour agir dans le domaine du système hormonal féminin.

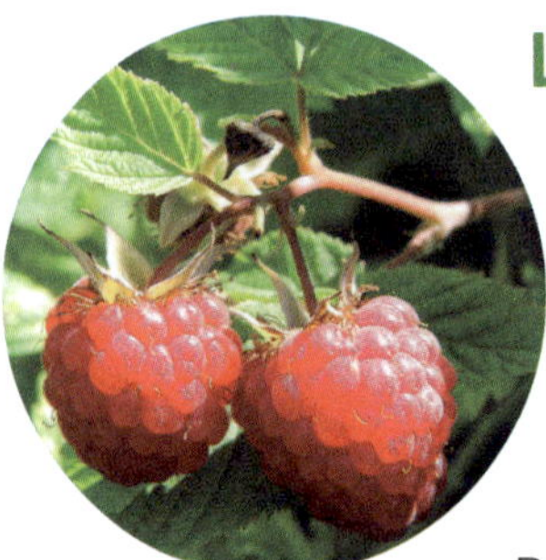

Le framboisier (*Rubus idaeus*)

Le framboisier équilibre le pôle œstrogénique et progestéronique. C'est un excellent **régulateur hormonal**. Ses propriétés hormonales se manifestent uniquement en gemmothérapie.

Dans le cadre de la ménopause et de la ménopause précoce, le framboisier est utile pour :

- La ménorragie[1] ;
- Les saignements anarchiques et hémorragiques de la ménopause et post-ménopause ;

1. Règles plus longues et plus abondantes que la normale.

- Les bouffées de chaleur (5 à 10 gouttes/jour) ;
- Diminuer une pilosité excessive chez la femme, souvent liée à un manque d'œstrogène et à un excès de progestérone.

PARTIES UTILISÉES

Feuille, bourgeon (macérats glycérinés).

APPLICATION

En voie interne :
- Feuille en infusion pour une action astringente[1].
- Bourgeon en gemmothérapie comme régulateur hormonal.

CONTRE-INDICATIONS

Il n'y a aucune contre-indication pour ces formes galéniques.

Les jeunes pousses d'airelle

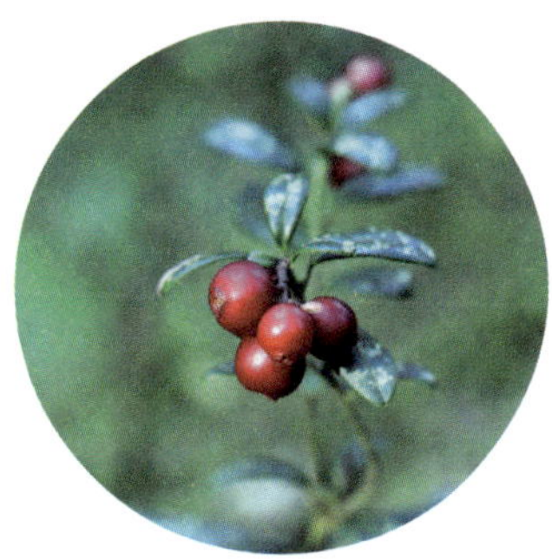

Elles ont une action œstrogène-like. Selon le Dr Pol Henry[2], l'airelle contient des quantités non négligeables d'œstrogènes. L'airelle compense ainsi la chute d'œstrogènes à l'origine des **bouffées de chaleur**. Selon le professeur Piterà, elles sont bénéfiques

1. Qui a la propriété de resserrer les tissus.
2. Le père de la gemmothérapie.

contre la **sclérose des artères** et **artérioles**, l'**hypertension** et les **vasculopathies**[1] **diabétiques**. Ceci peut être expliqué par la présence dans l'airelle de catéchines, jouant un rôle favorable dans les **problèmes coronariens**, et de quercétine, agissant comme **protecteur des parois vasculaires**.

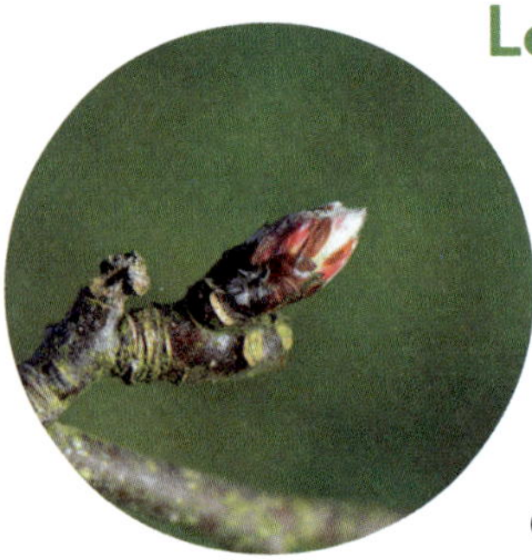

Les bourgeons de pommier

Ils sont reconnus pour leur action progestérone-like. Le pommier a des propriétés remarquables pour lutter contre les **bouffées de chaleur**. Il a aussi une action sur les centres du désir et est de ce fait préconisé sur le plan psychologique dans les problèmes de **frigidité** et de **perte de libido**.

Les bourgeons d'aubépine

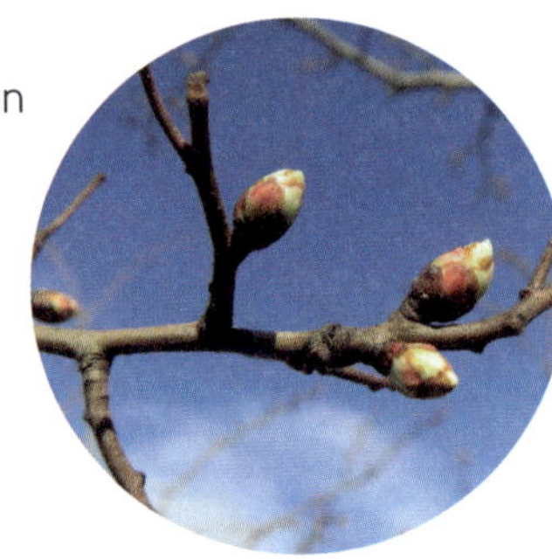

Les bourgeons d'aubépine sont connus pour leur action normalisante de la **tension** et du **rythme cardiaque**. Ils contribuent à réguler ces rythmes. Ils ont une **action antiscléreuse artérielle** (préservation de la constitution des vaisseaux) et une **action chrono-régulatrice du cœur**. Ils renforcent aussi la force de contraction du cœur, soit sa **vitalité**.

Les bourgeons d'aubépine sont **anxiolytiques** et possèdent des **propriétés sympathicolytiques** (calment le système nerveux, atténuent les effets de l'adrénaline). De ce fait, ils sont bénéfiques en cas de **dépression** et d'**insomnie**, deux affections courantes survenant pendant la ménopause.

1. Affection des vaisseaux.

Les jeunes pousses de ronce

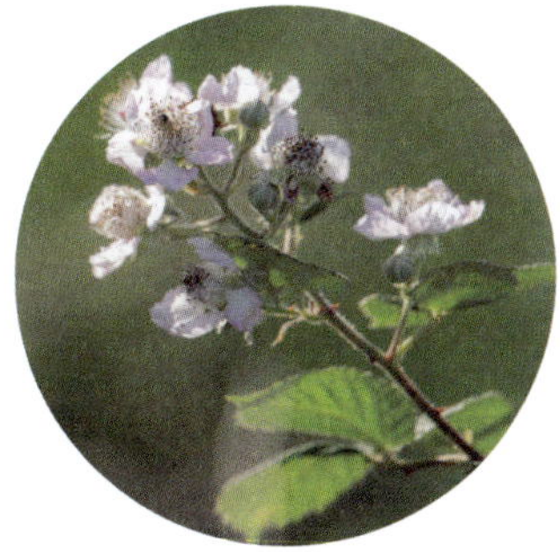

Riches en acide chlorogénique et acide ellagique, ils restructurent le terrain dégradé. La ronce contient du zinc, élément qui fait défaut en cas de dominance œstrogénique.

> Il existe un complexe de ces bourgeons chez Herbalgem qui est très pertinent. Aux 4 bourgeons et jeunes pousses cités ici sont associés la sauge et l'huile essentielle de semences de carottes.

Je recommande la gemmothérapie pour sa puissance, sa quasi-absence d'effets secondaires, son faible prix. Une synergie de bourgeons diminue le trouble ou l'inconfort et améliore le terrain.

De plus, c'est un outil holistique qui agit sur le physique, le mental et aussi sur l'émotionnel de manière très subtil.

L'AROMATHÉRAPIE

Veillez à suivre scrupuleusement le dosage proposé dans les différentes formules. Je vous recommande de ne faire aucune autoprescription si vous n'avez pas été formé(e) à l'aromathérapie. Pour ce sujet, il convient de toujours prendre l'avis d'un professionnel.

Avertissement

Les huiles essentielles sont précieuses et puissantes, il est absolument capital d'intégrer que leur utilisation doit se faire de manière précautionneuse. Le respect du dosage et des consignes d'utilisation doit être scrupuleusement respecté, tout simplement car il n'y a aucun intérêt à surdoser, l'effet ne sera pas meilleur si l'on double la dose et surtout il pourrait être délicat, voire pire. Je constate régulièrement cette fâcheuse tendance au non-respect des indications, aussi je vous invite à garder en mémoire le prix des huiles essentielles et vous rappelle que la puissance des huiles essentielles n'est réelle qu'à la seule condition du juste dosage. Le non-respect de la consigne ampute inutilement votre budget et n'est d'aucune utilité.

L'aromathérapie est une approche complexe, constituée par les essences aromatiques de certaines plantes, agrumes, résines ou bois. Les essences aromatiques tirées de ces plantes sont appelées couramment « huiles essentielles ». Les huiles essentielles représentent la forme aromatique de la plante et constituent une aide précieuse tant en voie interne qu'en voie externe.

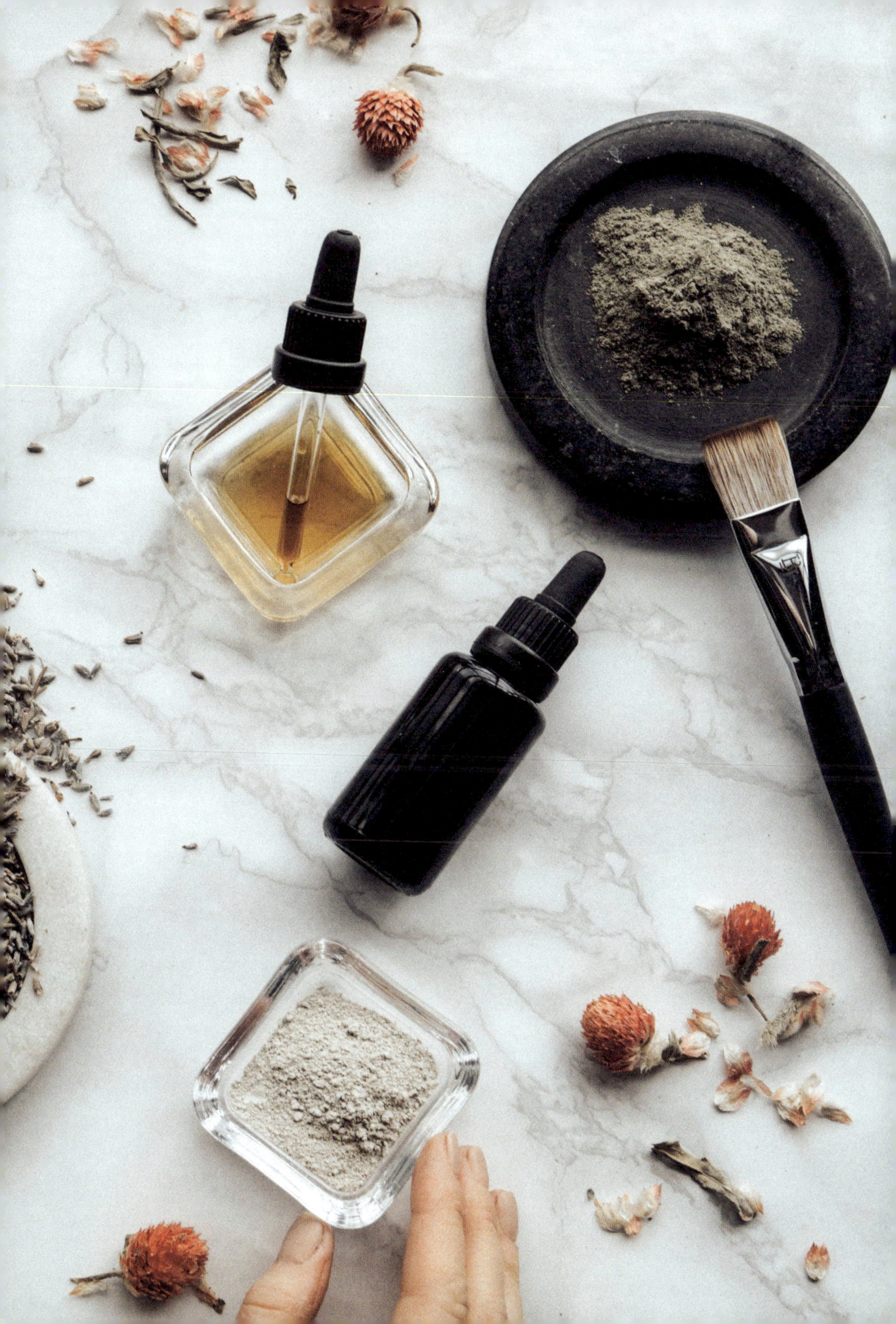

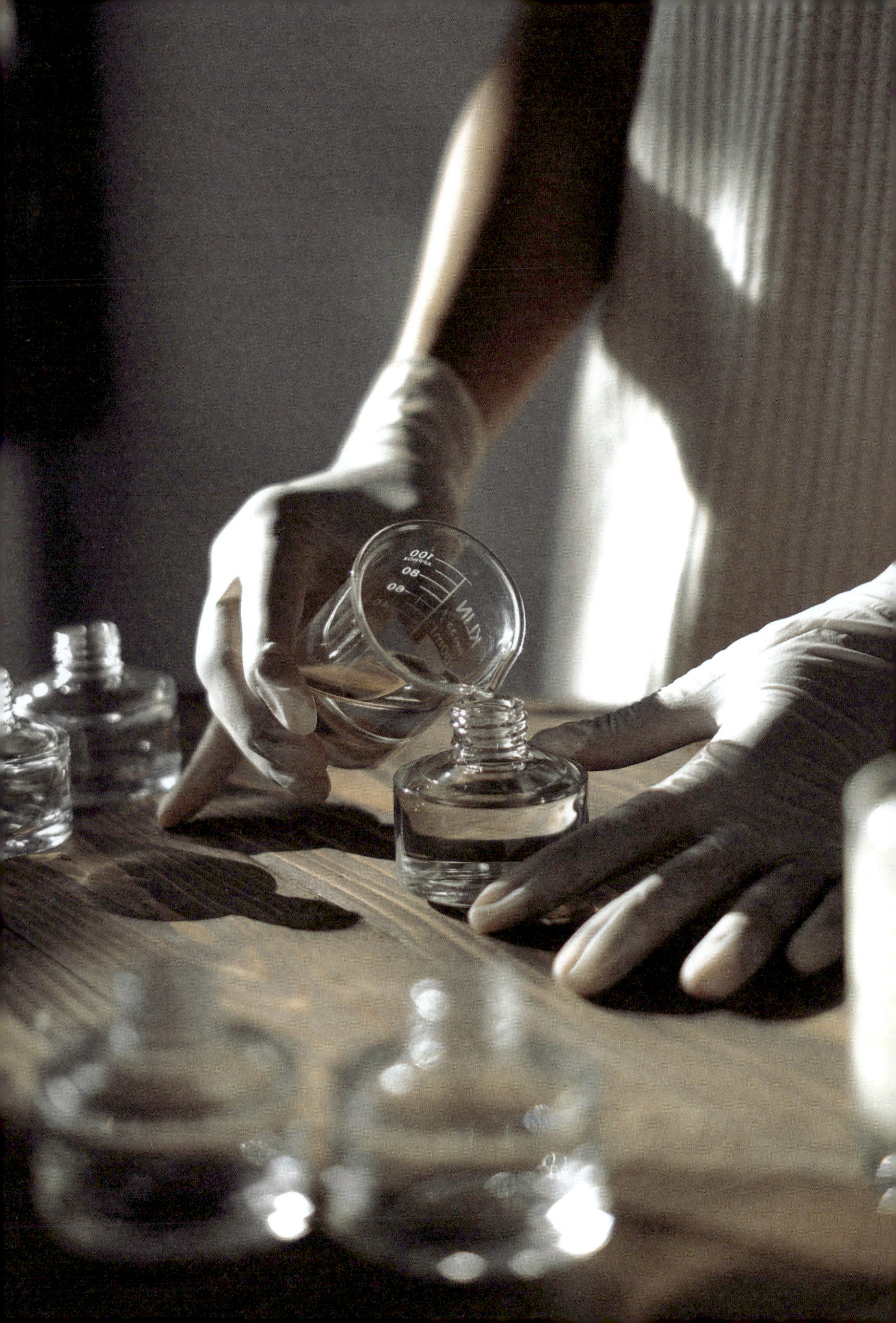

Les huiles essentielles sont rarement utilisées pures. Elles sont souvent :

- Mélangées à une huile végétale ou un macérat huileux pour la voix cutanée ;
- Ajoutées à du miel, de l'huile alimentaire, sur un sucre ou un support neutre pour la voie interne ;
- Associées à des sels ou une base hydro-dispersante pour le bain ;
- Inhalées via un bol d'eau chaude ou juste respirées sur un linge ;
- Diffusées dans l'air ambiant.

Au moment des différentes phases de la ménopause, la femme traverse de profonds changements en rapport avec la **mise au repos de l'appareil reproducteur** et l'**effondrement des œstrogènes**. Cette étape physiologique entraîne son cortège de souffrances : physiques, psychiques et même sociales, identitaires et énergétiques.

L'aromathérapie présente un intérêt en gynécologie de par sa puissance et son approche intégrative pour agir sur les **équilibres hormonal, sexuel et psychique**, toujours intimement liés. **La voie d'administration cutanée est particulièrement efficace, simple et agréable pour un effet systémique hormonal.**

Il existe deux huiles à mon avis à glisser dans son sac à main au moment de la ménopause. La première est l'**huile essentielle de menthe poivrée**. Lorsque survient l'onde de chaleur, une petite goutte de menthe poivrée sur la gencive permet un soulagement et procure un effet de fraîcheur dit « *cooling* ». C'est simple, discret et efficace. La seconde est une de mes chouchous : l'**huile essentielle de petit grain bigaradier** En olfaction ou en massage sur le plexus solaire, elle détend profondément et permet de diminuer une tension.

INSOMNIE – MÉLANGE DU SOIR

VOIE OLFACTIVE, CUTANÉE ET SUBLINGUALE

HECT néroli, *Citrus aurantium aurantium*, fleur	0,5 ml
HE petit grain bigaradier, *Citrus aurantium aurantium*, rameaux feuillés	2 ml
HE ravintsara, *Cinnamomum camphora*, CT cinéole	2 ml
HV noyau d'abricot	QSP 10 ml

VOIE OLFACTIVE

2 gouttes à respirer à l'intérieur des poignets au coucher.

VOIE CUTANÉE

15 gouttes à faire pénétrer sur la colonne vertébrale au coucher.

VOIE SUBLINGUALE

3 à 5 gouttes directement en bouche au coucher. À répéter 2 ou 3 fois de suite à 10 minutes d'intervalle en cas de problème d'endormissement et répéter en cas de réveils nocturnes.

REMARQUE

Bien que pertinente, cette synergie est onéreuse : l'huile essentielle chémotypée de néroli, ou fleur d'oranger, coûte 25 € à 30 € les 2 ml. C'est un « nectar » puissant pas toujours accessible financièrement – aussi pour les moins aisés il sera possible de la remplacer par l'orange douce, *Citrus sinensis*, zeste ou *Citrus reticulata*, zeste.

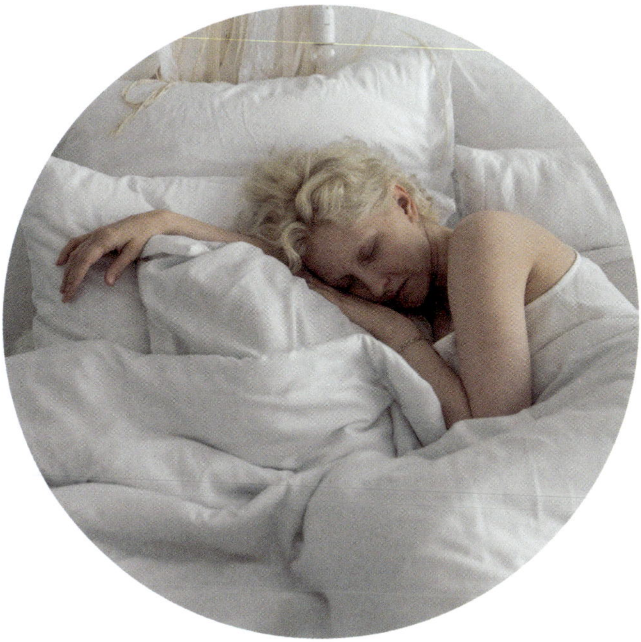

ABRÉVIATIONS UTILISÉES

Huile essentielle	HE
Huile végétale	HV
Huile essentielle chémotypée	HECT
Quantité suffisante pour	QSP

TROUBLE DE L'HUMEUR – MÉLANGE JOURNÉE

VOIE OLFACTIVE, CUTANÉE ET SUBLINGUALE

Solution ménopause, sautes d'humeur.

SYNERGIE 1

Si tendance au stress, à la tension intérieure et à l'oppression.

HE petit grain bigaradier, *citrus aurantium aurantium*, rameau feuillé	2 ml
HE encens (*Boswellia carterii*)	1 ml
HE clou de giroflier, *Eugenia caryophyllata*	0,3 ml ou 9 gtes
HV noyau d'abricot	QSP 10 ml

Pour cet état, il est aussi intéressant de penser au Ravinsara, *cinnamomum camphora* CT cinéole.

SYNERGIE 2

Si abattement psychique, épuisement général et découragement.

HE petit grain bigaradier, *Citrus aurantium aurantium*, rameau feuillé	2 ml
HE kunzea (*Kunzea ambigua*)	1 ml
HE clou de giroflier (*Eugenia caryophyllata*)	0,3 ml ou 9 gouttes
HV noyau d'abricot	QSP 10 ml

VOIE OLFACTIVE

2 gouttes à respirer à l'intérieur des poignets 6 fois dans la journée.

VOIE CUTANÉE

3 à 10 gouttes sur le plexus solaire et le thymus (entre les seins), 3 à 6 fois par jour.

VOIE SUBLINGUALE

3 gouttes directement en bouche 3 fois par jour.

REMARQUE

Ces 2 synergies contribueront à pallier les humeurs dépressives, les envies de pleurer, l'anxiété et les oppressions thoraciques. Elles peuvent être éventuellement associées et utilisées en alternance.

RENFORCEMENT DE LA TONICITÉ DE LA POITRINE ET DU VENTRE

VOIE CUTANÉE

Solution ménopause – ventre plat/peau tonique.

HECT sauge sclarée (*Salvia sclarea*)	4 ml
HE géranium rosat (*Pelargonium graveolens*)	6 ml
HV pâquerette (*Bellis Perennis*)	50 ml
Gel d'aloe vera	50 ml

VOIE CUTANÉE

8 à 10 gouttes à répartir en massage du bas-ventre et des seins, matin et soir, 5 jours sur 7 seulement, au long cours. Il sera précieux ici d'inviter la femme à être à l'écoute de son corps pour le dosage.

REMARQUES

Cette synergie particulièrement efficace est drainante et circulatoire. Elle peut contribuer à améliorer le retour veineux ralenti, les sensations de frilosité : dans ce dernier cas, appliquer 10 gouttes sur chaque pied et chaque jambe matin et soir.

Le macérat huileux de Pâquerette (*Bellis perennis*) est très intéressant pour la fermeté du buste.

CONTRE-INDICATIONS

Sujet épileptique, enfant, mastose, endométriose, kyste ovarien, antécédent de cancer hormono-dépendant.

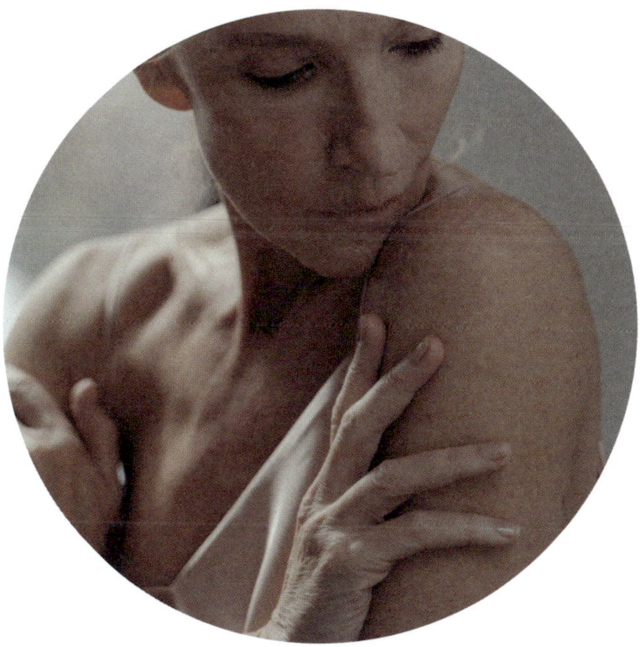

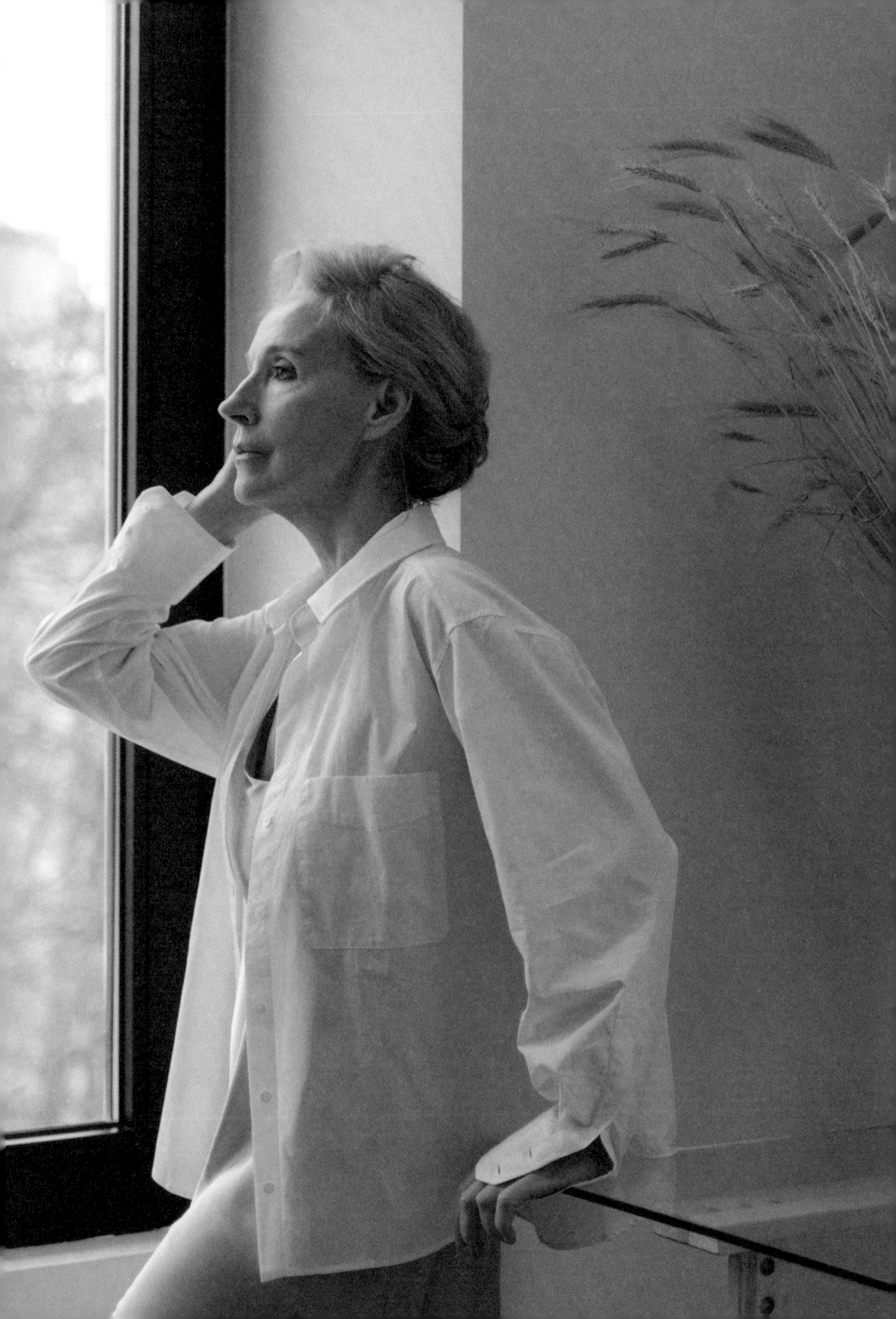

RALENTISSEMENT GÉNÉRAL

VOIE CUTANÉE

Solution ménopause pour la lourdeur et la fatigue.

HECT thym saturéoïdes (*Thymus satureoides*)	10 ml
HECT pin sylvestre (*Pinus sylvestris*)	10 ml
HE géranium bourbon (*pelargonium graveolens CV Bourbon*)	10 ml

VOIE CUTANÉE

10 gouttes pures du mélange à faire pénétrer sur les surrénales, matin et soir en cure de 15 jours à 3 semaines à renouveler si besoin tous les mois.

REMARQUE

Cette synergie contribuera à pallier la sensation de fatigue.

PRÉCAUTION D'EMPLOI

Antécédent de cancer hormono-dépendant, surveiller la tension en cas d'hypertension artérielle. Réservé à l'adulte.

SÉCHERESSE VAGINALE

VOIE LOCALE

Solution ménopause, sécheresse vaginale.

HECT sauge sclarée (*Salvia sclarea*)	1 ml
HV sauge officinale (*Salvia officinalis*)	5 ml
HECT Fragonia (*Agonis fragrans*)	1 ml
HV noyau d'abricot ou macérat lipidique de calendula	QSP 30 ml

VOIE CUTANÉE

5 à 10 gouttes en massage des parties génitales externes, en cure de 15 jours. Il est possible d'imprégner un tampon en coton bio pour en faciliter l'application.

VOIE VAGINALE

À l'aide d'une pipette graduée, introduire 2 ml à 3 ml de cette synergie, 1 à 2 fois par jour, 5 jours sur 7. Utilisée de la même manière, cette formule peut servir de lubrifiant intime. Dans ce cas, elle participera aussi activement à la prévention des mycoses vaginales et/ou des infections urinaires.

CONTRE-INDICATIONS

Antécédent de cancer hormono-dépendant, sujets épileptiques. Réservé à l'adulte.

REMARQUE

Par voie olfactive (2 gouttes à respirer à l'intérieur des poignets au moins 5 fois de suite), cette synergie est antidépressive. Elle peut, en cas de déprime, être utilisée en synergie à la place de celle proposée pour les troubles de l'humeur.

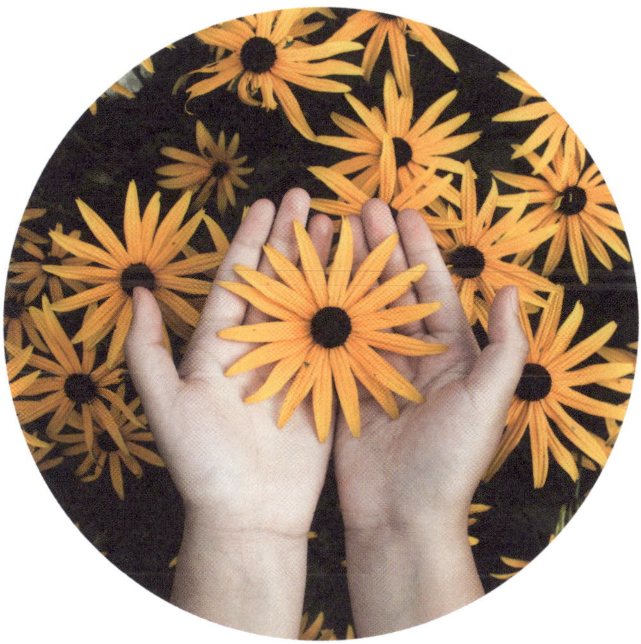

BOUFFÉES DE CHALEUR

VOIE CUTANÉE, SUBLINGUALE, OLFACTIVE

HECT basilic tropical (*Ocimum basilicum*)	1 ml
HECT camomille noble (*Chamaemelum nobile*)	1 ml
HECT menthe poivrée (*Mentha x piperita*)	0,5 ml
HV noyau d'abricot	QSP 10 ml

VOIE CUTANÉE

2 à 5 gouttes de la synergie sur le plexus respiratoire au moins 2 fois par jour en prévention, et jusqu'à 10 fois par jour dès que la bouffée de chaleur se fait ressentir.

VOIE SUBLINGUALE

1 goutte si besoin directement dans la bouche en même temps que la voie cutanée, jusqu'à 6 fois par jour.

VOIE OLFACTIVE

À chaque application cutanée, respirer profondément 5 fois de suite les mains.

REMARQUE

Contribuera à redonner une respiration plus ample et à diminuer la sensation d'oppression thoracique. Il existe également un geste simple et facile à faire pour les bouffées de chaleur : il suffit de déposer une trace d'huile essentielle de menthe poivrée sur la gencive, l'effet vaso-dilatateur immédiat permettra instantanément d'obtenir un peu de confort car elle crée un effet glaçon, il faut juste penser à glisser le flacon dans son sac pour l'avoir toujours à portée de mains.

CONTRE-INDICATIONS

Chez l'enfant, et les sujets hypertendus et/ou cardiaques. Pour l'huile essentielle de menthe poivrée, nous ajouterons les sujets épileptiques.

L'ensemble de ces synergies pour la pré-ménopause peuvent être associées les unes avec les autres tant qu'il n'y a **pas d'accumulation de prises au-delà de 6 fois par jour tout confondu sur la peau et 4 fois par jour par voie sublinguale**, en prenant bien soin de faire des pauses, le week-end par exemple, et de prendre les huiles essentielles **seulement 5 jours sur 7**.

Nous rappelons que les huiles essentielles sont très puissantes, tant sur la sphère physique que sur la sphère émotionnelle. Il convient toujours de faire un test cutané dans le pli du coude 48 heures avant toute application en local. Pour la voie orale il convient de démarrer progressivement et surtout d'être à l'écoute de ses ressentis, tant physiques qu'émotionnels. La voie olfactive est plus facile d'utilisation, mais il faut également être attentif à ce que l'on ressent.

L'HYDROLATHÉRAPIE

Un hydrolat est une eau aromatique obtenue après distillation d'une matière première naturelle. Pour les fleurs, on utilise le terme d'« eau florale ». Peu connus du grand public (à l'exception de la fleur d'oranger et du bleuet), les hydrolats ont un intérêt considérable car ils possèdent les propriétés intrinsèques des huiles essentielles tout en étant très confortables dans leur utilisation.

Le dosage de plantes est léger et ne présente pas de contre-indications, l'hydrolat peut à ce titre être utilisé pour les bébés en voix internes ou externes.

Les hydrolats sont purs et naturels et s'utilisent dans différents domaines :

- Alimentation/boisson ;
- Compléments alimentaires ;
- Cosmétique (visage, corps, cheveux) ;
- Bien-être : bains ;
- Dermatologie.

De plus, ils sont peu onéreux, donc accessibles au plus grand nombre.

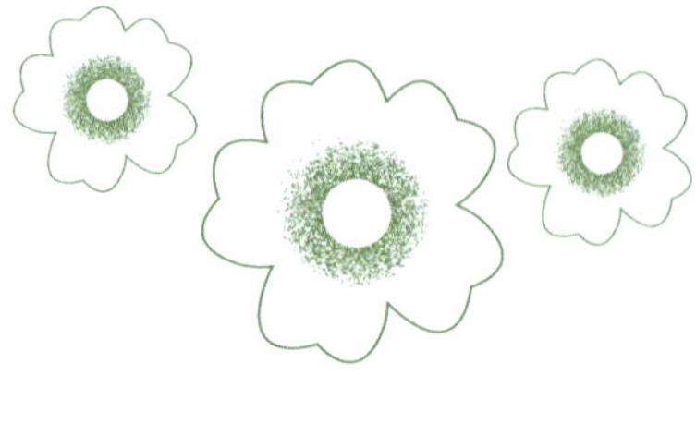

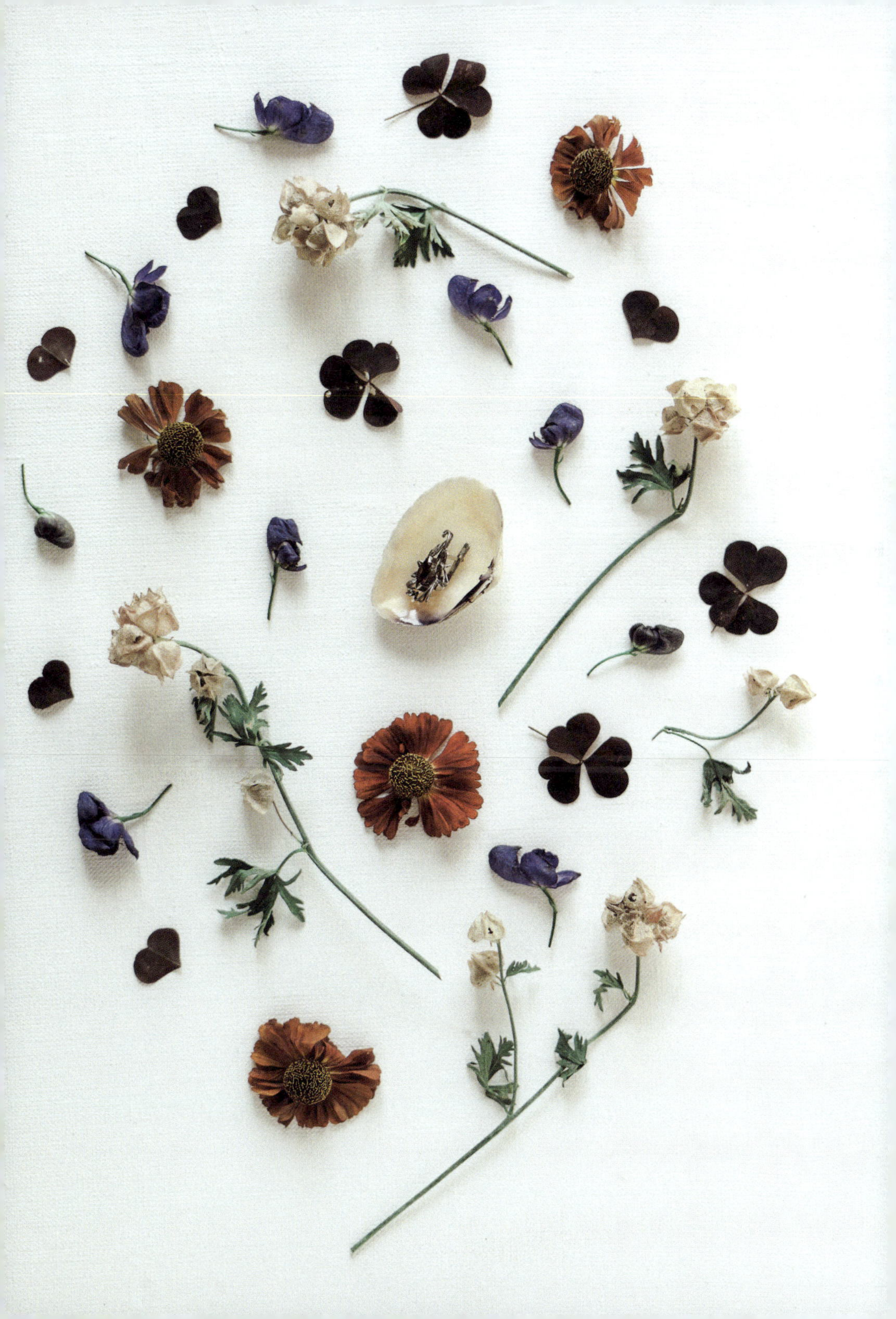

Il est possible de se faire **une eau de boisson à base d'hydrolats** pour accompagner les troubles de la ménopause.

Proposition de mélange :

Achillée millefeuille (*Achillea millefolium*)	100 ml
Rose de Damas (*Rosa damascena*)	100 ml
Romarin (*Rosmarinus officinalis*)	100 ml
Sauge officinale (*Salvia officinalis*) ou sauge sclarée (*Salvia sclarea*)	100 ml

L'achillée

L'achillée agit comme régulateur hormonal pour la femme.

La rose

Rééquilibrant hormonal, la rose calme le stress et l'anxiété, et diminue les tensions nerveuses.

Le romarin

Le romarin stimule les fonctions de l'organisme, et est précieux quand le métabolisme est ralenti en période de pré-ménopause.

La sauge

La sauge est œstrogène-like ; elle aide à diminuer les bouffées de chaleur, les sueurs nocturnes et la transpiration excessive. La sauge officinale est totalement contre-indiquée dans le cadre des mastoses et des cancers hormono-dépendants – dans ce cas, il faut préférer la sauge sclarée, qui ne présente pas de toxicité particulière.

Ajouter 2 cuillères à soupe du mélange dans 1 litre d'eau à boire tout au long de la journée, pendant une durée de 21 jours. Il est aussi possible d'utiliser un hydrolat en unitaire ; dans ce cas il est idéal de prendre une cuillère à soupe par jour, pur ou dilué dans 1 verre d'eau.

Comme précédemment, je recommande de faire un test sur 21 jours, à prolonger éventuellement après une pause d'une semaine.

> Pour un effet rafraîchissant immédiat, vous pouvez utiliser l'hydrolat de menthe poivrée (*Mentha piperita*) sur le corps.

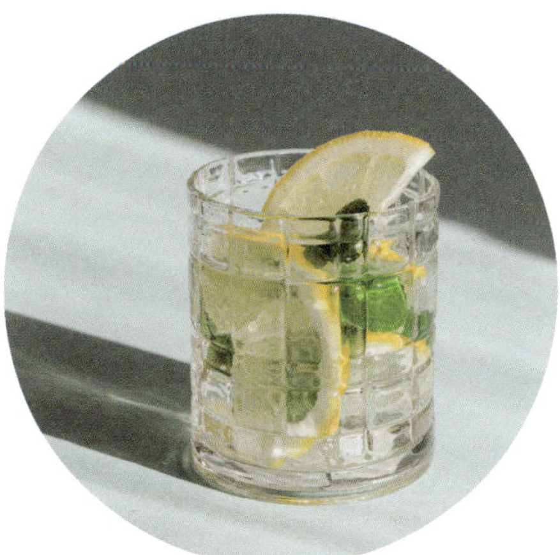

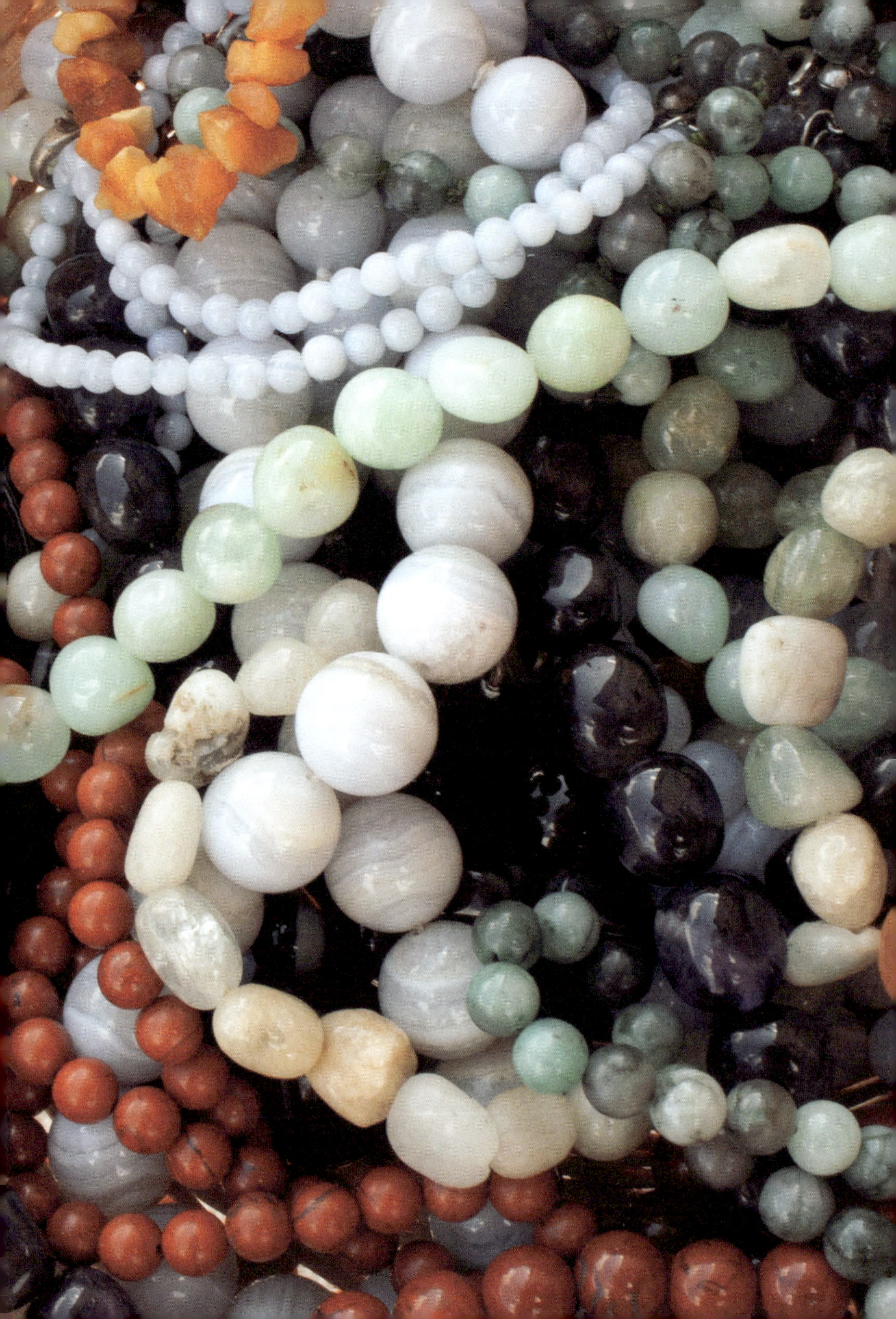

LA LITHOTHÉRAPIE

À toutes les étapes de la vie d'une femme, il est agréable de porter de beaux bijoux, qui vont aller avec notre tenue du jour, ou avec l'humeur du moment. Mais si en plus ces bijoux sont composés de pierres et que ces dernières peuvent soulager les maux ou inconforts il ne faut surtout pas s'en priver. C'est tout l'intérêt de la lithothérapie !

Voici des informations sur quelques pierres, qui pourraient vous donner des idées de cadeaux à offrir, à s'offrir ou à se faire offrir… ou l'envie d'un petit stage pour s'approprier ce savoir – rappelez-vous, en introduction, je vous disais qu'Hildegarde de Bingen invite, à l'occasion de la ménopause, à démarrer un projet, un nouvel apprentissage.

Ce qui suit ne constitue qu'un léger aperçu et ne mentionne que quelques pierres incontournables à découvrir ou redécouvrir. Pour en savoir plus, je vous invite à consulter le livre *Hildegarde et les pierres*, de Mélody Molins, publié aux Éditions IH.

La pierre de lune

La pierre de lune présente un très grand intérêt pour lutter contre les bouffées de chaleur, peut-être en raison des nombreux points communs entre les cycles lunaires et féminins.

Le jaspe rouge

Le jaspe rouge est précieux pour accompagner et réguler le système hormonal féminin.

Le grenat rouge

Les vertus aphrodisiaques du grenat rouge sont reconnues depuis la nuit des temps dans la médecine chinoise. Il est aussi réputé pour libérer des blocages et tabous.

La calcédoine bleue

Elle est intéressante au niveau de l'expression. Pendant cette période qui peut être particulière, elle permet d'apaiser les contrariétés, les sautes d'humeur, l'émotivité et la sensibilité. Elle permet un retour au calme.

La lépidolite mauve

Comme la calcédoine, elle calme la nervosité, et les sautes d'humeur. Elle est un soutien de l'humeur si le moral est en berne. Elle permet de retrouver la positivité.

L'améthyste

Dans les mêmes tonalités que la lépidolite, l'améthyste accompagnera parfaitement le sommeil : elle est précieuse pour des nuits sereines en facilitant l'endormissement.

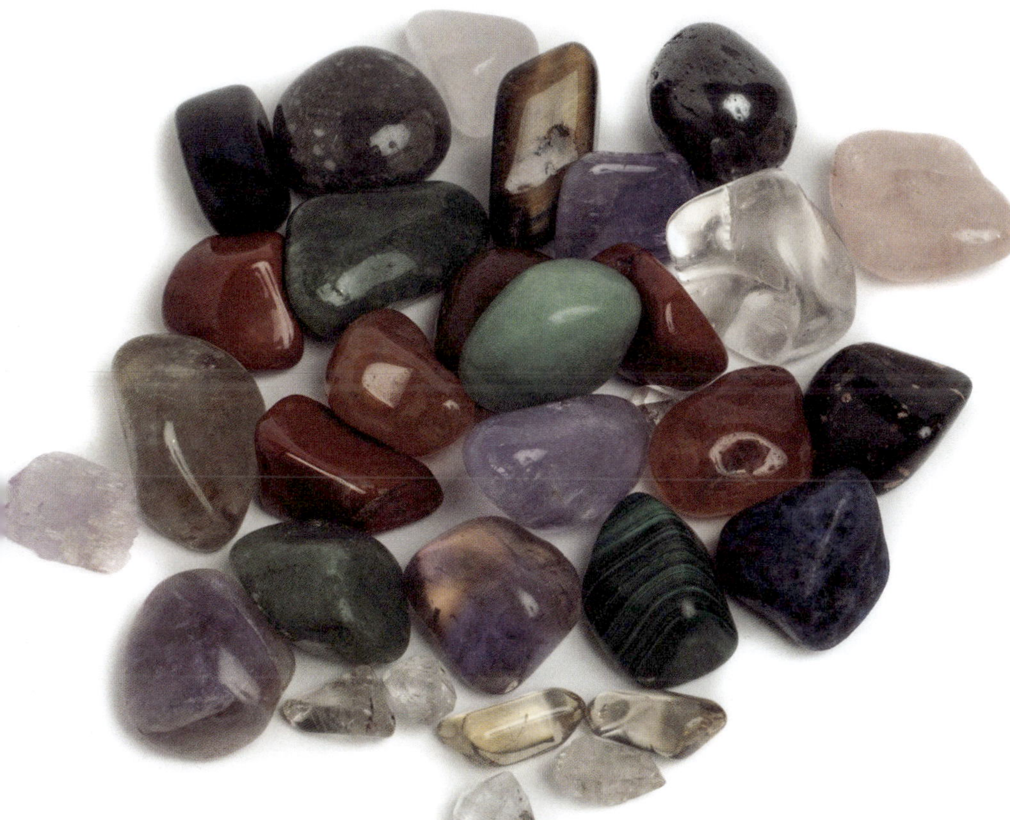

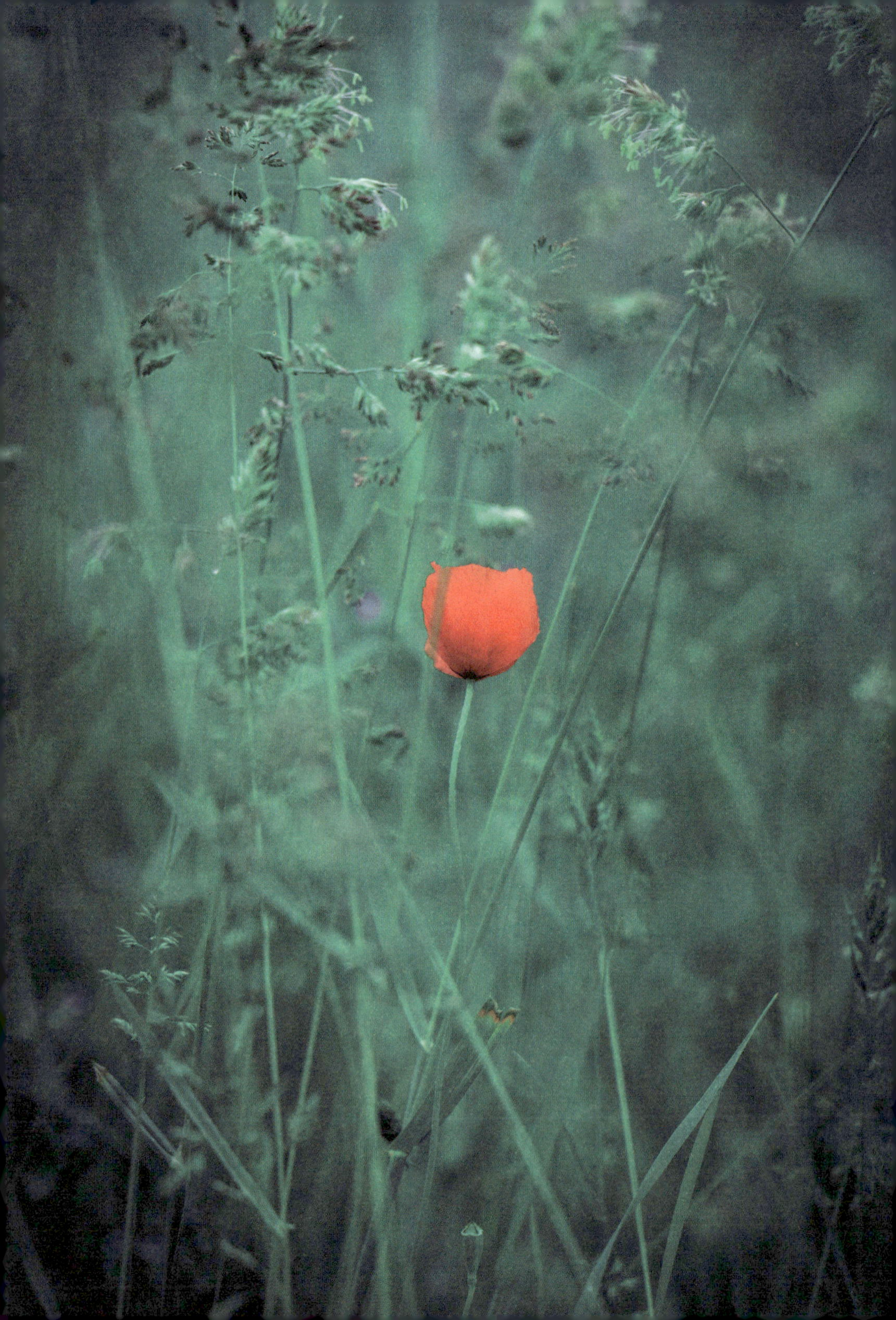

AUTRES APPROCHES EN NATUROPATHIE

POUR LA MENSTRUATION ET LES HORMONES

La première phase du cycle menstruel est appelée **phase d'œstrogène**, soit celle qui conduit à la fin de l'ovulation. La seconde phase du cycle est une **phase de progestérones**, soit celle qui conduit aux menstruations.

C'est l'équilibre entre œstrogène et progestérone qui conditionne la perméabilité des capillaires, et lorsque cet équilibre est perturbé il génère la rétention d'eau. C'est ce qui se passe avant les règles, pendant la grossesse, en cas de traitement hormonal mal équilibré, ou en période de ménopause. La rétention d'eau se constate par la formation d'œdèmes (paupières gonflées, pieds enflés…). Elle est souvent liée à la présence de cellulite dite aqueuse. Les femmes sont facilement congestionnées et ont tendance à gonfler avant les règles. La variation de poids peut atteindre 2 kg.

Les menstruations donnent au corps la possibilité d'évacuer les déchets. Cette possibilité est écartée en période de ménopause. Ainsi, il est pertinent de soutenir le système hormonal, par exemple au moyen de plantes dites « œstrogène-like ».

Les menstruations ne doivent pas durer trop longtemps. Chaque femme est unique mais en moyenne le temps des règles est d'une semaine. Elles permettent l'évacuation des déchets, et donc une forme d'épuration mensuelle du corps : c'est une chance.

Voici une liste de plantes pertinentes pour la phase d'œstrogène :

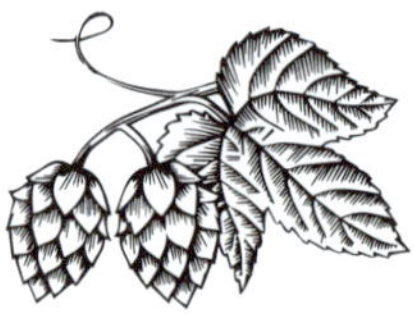

Le houblon

(Humulus lumulus)

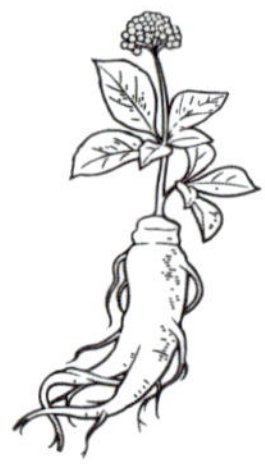

Le ginseng

(Panax ginseng)

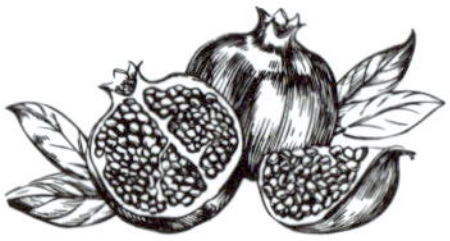

La grenade

(Punica granatum)

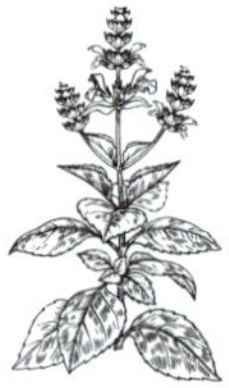

Le basilic

(Ocimum basilicum)

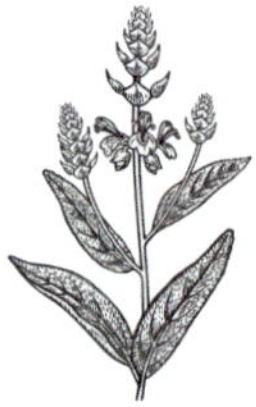

La sauge

(Salvia officinalis)

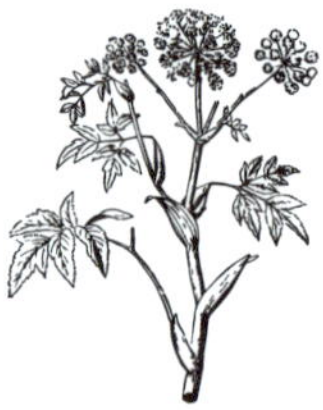

L'angélique

(Angelica archangelica)

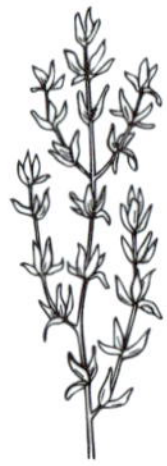

Le thym

(Thymus vulgaris)

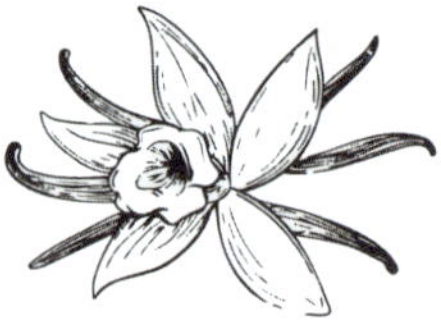

La vanille

(Vanilla planifolia)

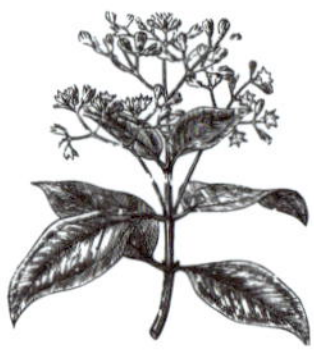

La cannelle

(Cinnamomum vera)

Après la phase de progestérone : s'il y a des problèmes de thyroïde, la dose de progestérone doit être augmentée pour que « l'hypophyse » ait plus de temps pour prendre soin de l'utérus et des ovaires. Selon Hildegarde de Bingen, la **boisson de scolopendre** (*voir p. 87*) est un équilibrant hormonal qui régule la thyroïde.

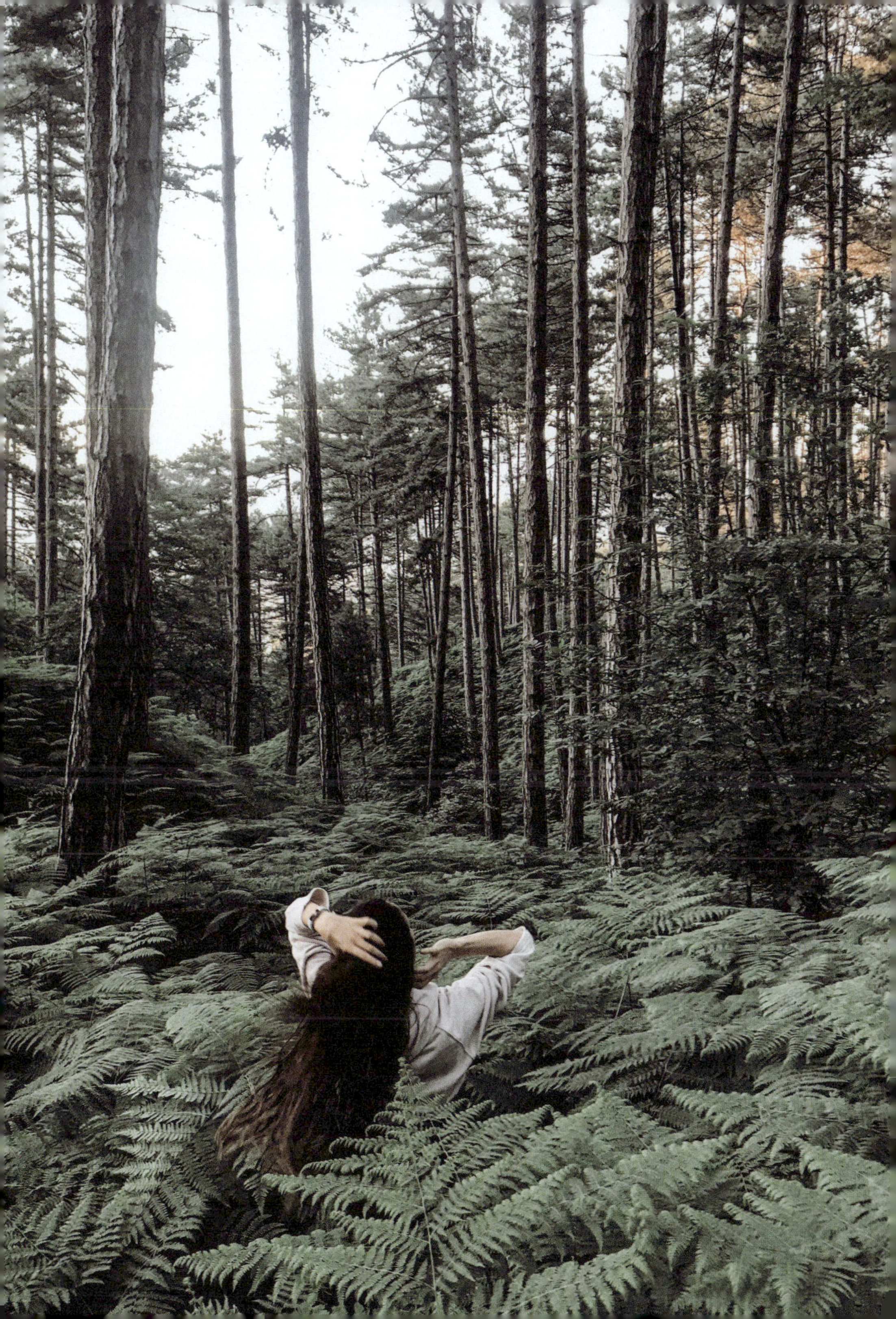

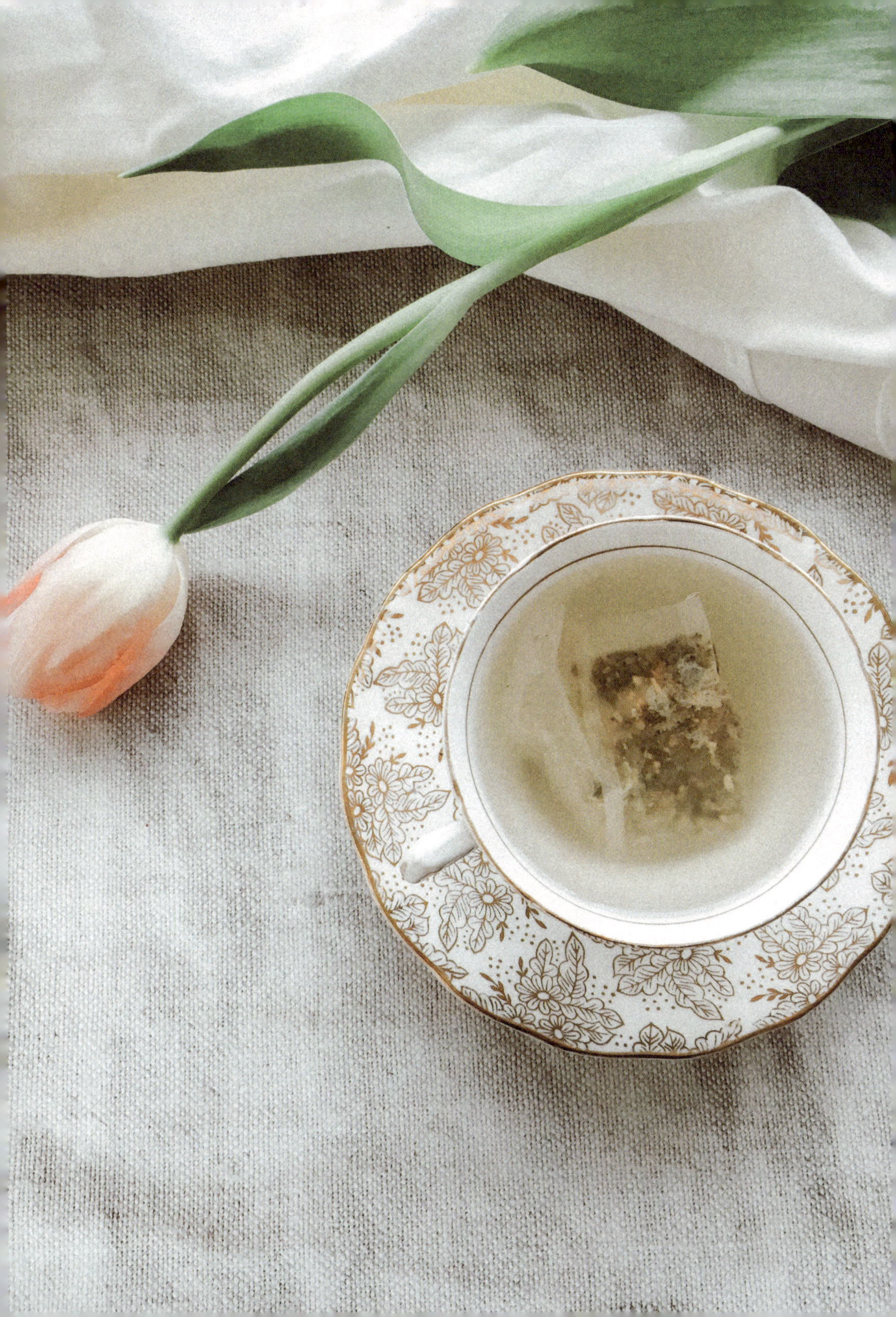

L'élimination des déchets du corps est moins aisée à la période de la ménopause, d'où des stockages et la nécessité d'aider le corps dans son action drainante. Cette recette de **tisane drainante pour la ménopause** sera dès lors d'un grand soutient.

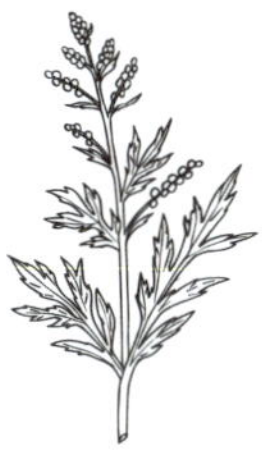

L'armoise

(Artemisia vulgaris)

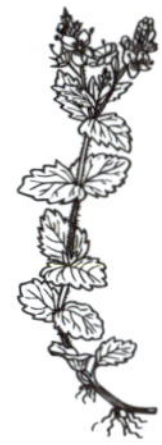

La véronique

(Veronica officinalis)

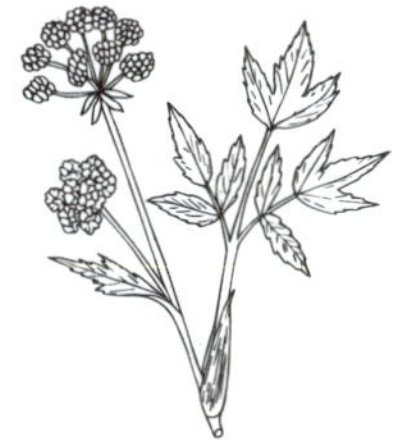

La livèche

(Levisticum officinale)

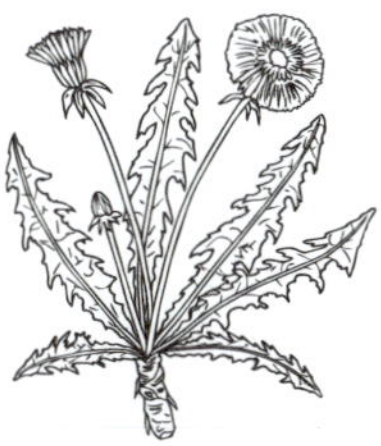

Le pissenlit

(Taraxacum officinale)

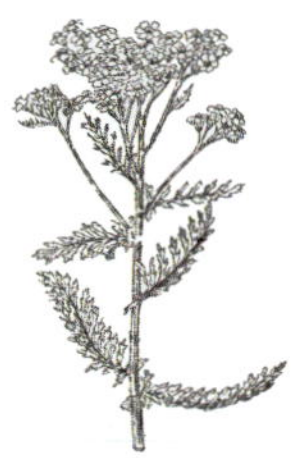

L'achillée millefeuille

(Achillea millefolium)

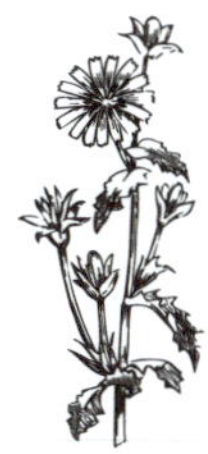

La chicorée

(Cichorium intybus)

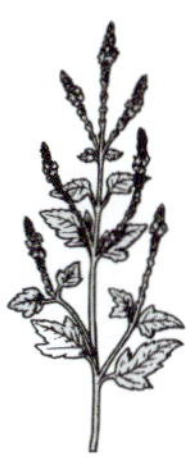

La verveine

(Verbena officinalis)

Mélanger à parts égales. À boire pendant 2 mois

1 infusion (1 cac du mélange) 3 fois par jour en dehors des repas

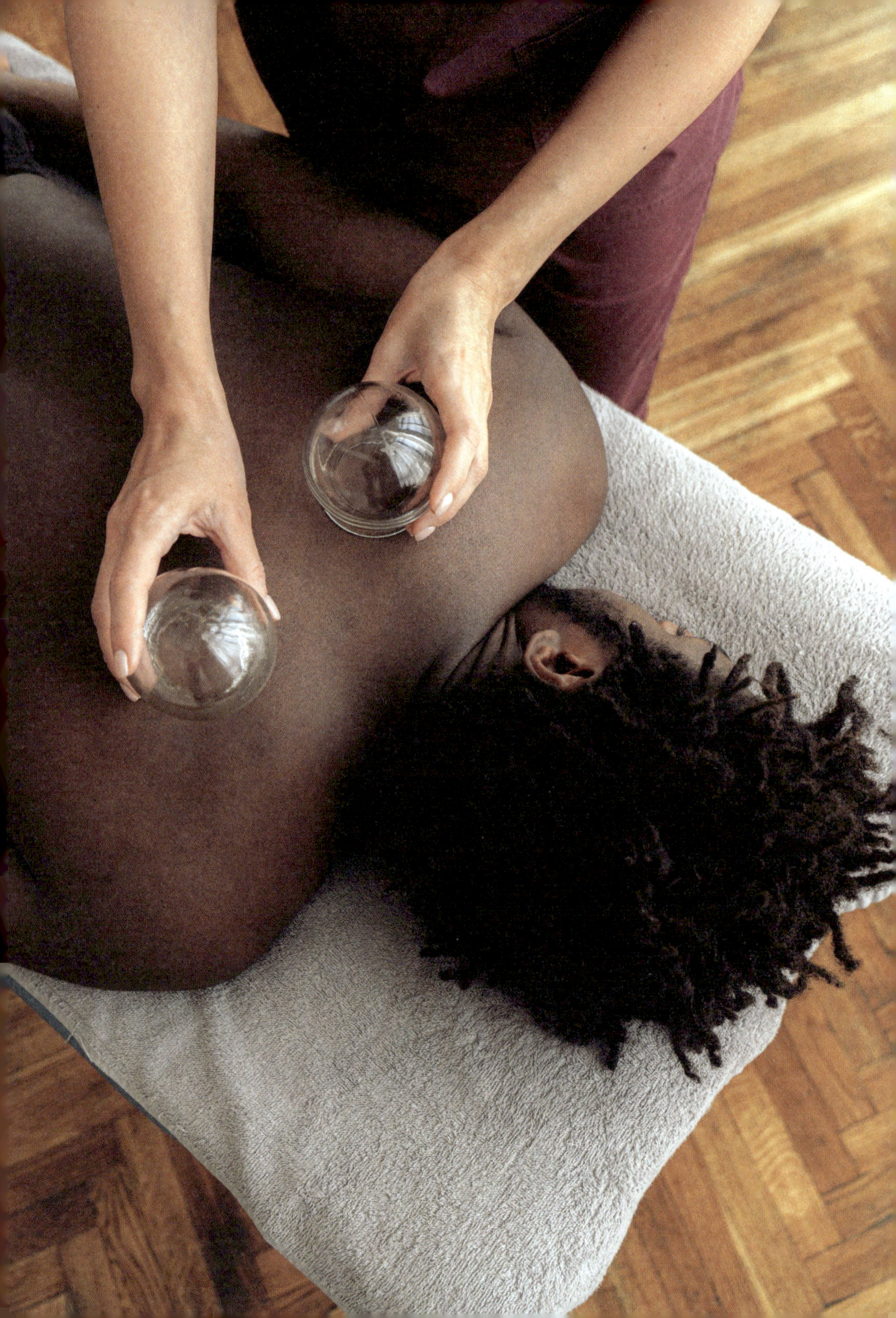

LES VENTOUSES

La pose de ventouses constitue un outil d'appoint pour l'accompagnement de la ménopause.

Issue de la médecine ancestrale chinoise, la méthode des ventouses est appliquée dans deux cas de figure :

- **Indication primaire, où l'action est isolée :** avec un rôle initial plus spécifique dans des problématiques récidivantes, rebelles aux autres solutions testées ;
- **Indication secondaire, où l'action est complémentaire :** entrant dans la continuité d'un traitement, de kinésithérapie (traditionnelle ou chinoise), d'ostéopathie, etc.

Les indications de l'utilisation des ventouses au quotidien

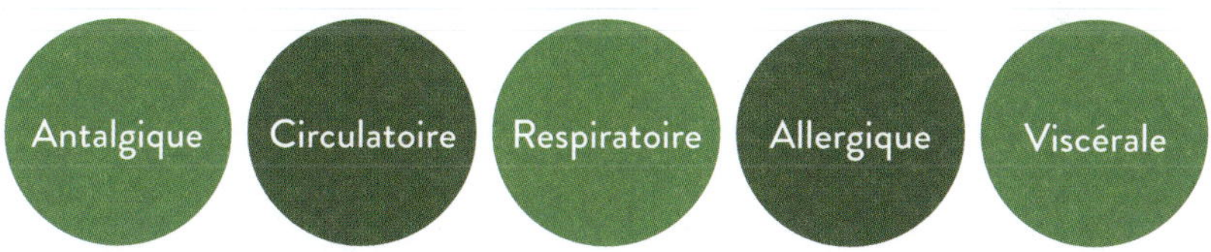

En médecine énergétique chinoise, la ménopause est une période de mutation caractérisée par un déséquilibre hormonal, la quantité d'œstrogène étant plus importante que la progestérone. La ménopause est un déséquilibre entre sang et énergie, avec une stagnation de sang et des manifestations de plénitude de yang (maux de tête, insomnie...). Le sang pelvien n'est plus dynamisé par le cycle menstruel, l'énergie n'est plus contrôlée et s'échappe vers le haut du corps. La pose des ventouses est destinée à rétablir un équilibre, en redynamisant la zone du bas-ventre. Elle sert à améliorer l'irrigation des organes proches, à purifier et détoxifier le tissu conjonctif. En France, les ventouses sont posées par un naturopathe spécialisé, un kinésithérapeute ou un médecin formé à cette méthode. Les ventouses aspirent les toxines et créent de la vasodilatation. Après une pose de ventouses, la personne est immédiatement soulagée.

MÉTHODE

8 à 10 ventouses de gros calibre posées sur les points verts sur le schéma ci-dessous (sur la zone des lombaires : zone sacrée [32V – 33V – 34V] – pour favoriser la circulation sanguine ; sur la zone du bas-ventre : point 4 V).

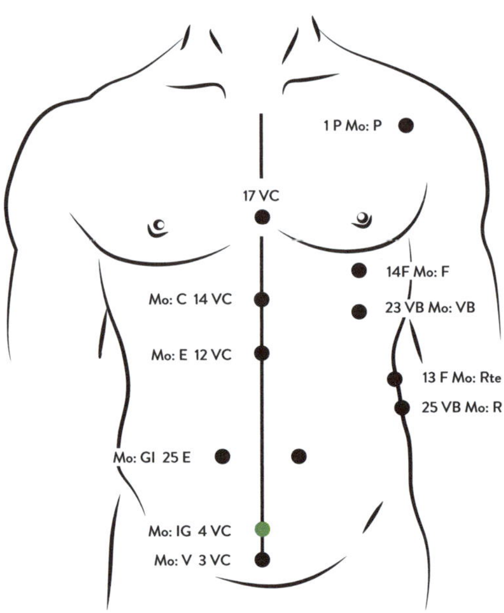

POINTS Mo.

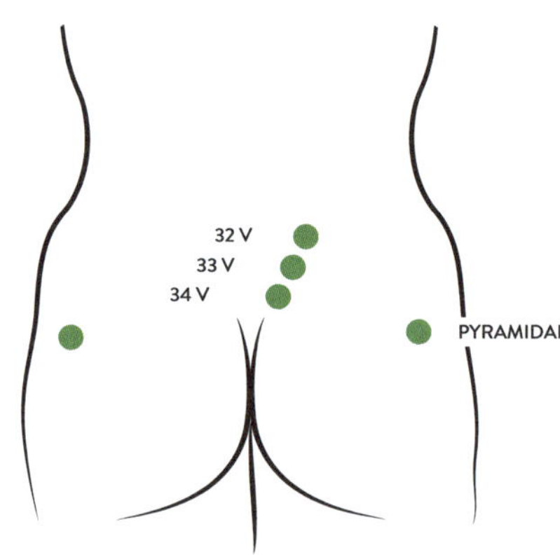

Les signes de la ménopause en kiné chinoise

Bouffées de chaleur
absence de yin au niveau de la tête

Pertes de mémoire
impossibilité de concentration yang

Céphalées et vertiges
dysfonctionnement des méridiens distincts

Insomnies
impossibilité de récupération du yin

> La pose des ventouses pour ces signes listés se fait essentiellement à chaud, la ventouse est préalablement chauffée, via une flamme.

LES MASSAGES

Se **masser** la poitrine pourra être bénéfique. Pour ce faire, vous pouvez utiliser par exemple le macérat huileux de pâquerette (*Bellis perennis*), qui tonifie le buste.

Le **drainage lymphatique** est un autre outil puissant. Il s'agit d'un massage aidant la lymphe dans le transport des déchets.

L'ARGILE

Prendre une cuillère à café par jour ou réaliser un **lait d'argile**. La puissance de l'argile est énorme il faut la prendre à distance de toute prise médicamenteuse (au minimum 2 heures d'intervalle), sous peine d'annuler l'effet du médicament.

RECETTE DU LAIT D'ARGILE

1. Préparer le soir 1 verre d'eau de 100 ml et ajouter 1 cuillère à café d'argile (blanche pour tout le monde ou verte pour les besoins de minéralisation).
2. Laisser reposer toute la nuit et boire le surnageant à jeun le matin.
   Il est possible de préparer le lait d'argile le matin, de laisser reposer toute la journée et de boire le surnageant le soir au coucher.

L'IRRIGATION DU VAGIN

Il s'agit d'introduire un mélange de 200 ml constitué à parts égales de boue thermale et d'eau dans l'entrée du vagin. Cette technique est destinée à nettoyer le bas-ventre et l'intestin.

L'HYDRATATION

Nous avons vu précédemment qu'il est important d'être attentif à son sommeil, son alimentation, ses loisirs et son bien-être mental – comme le

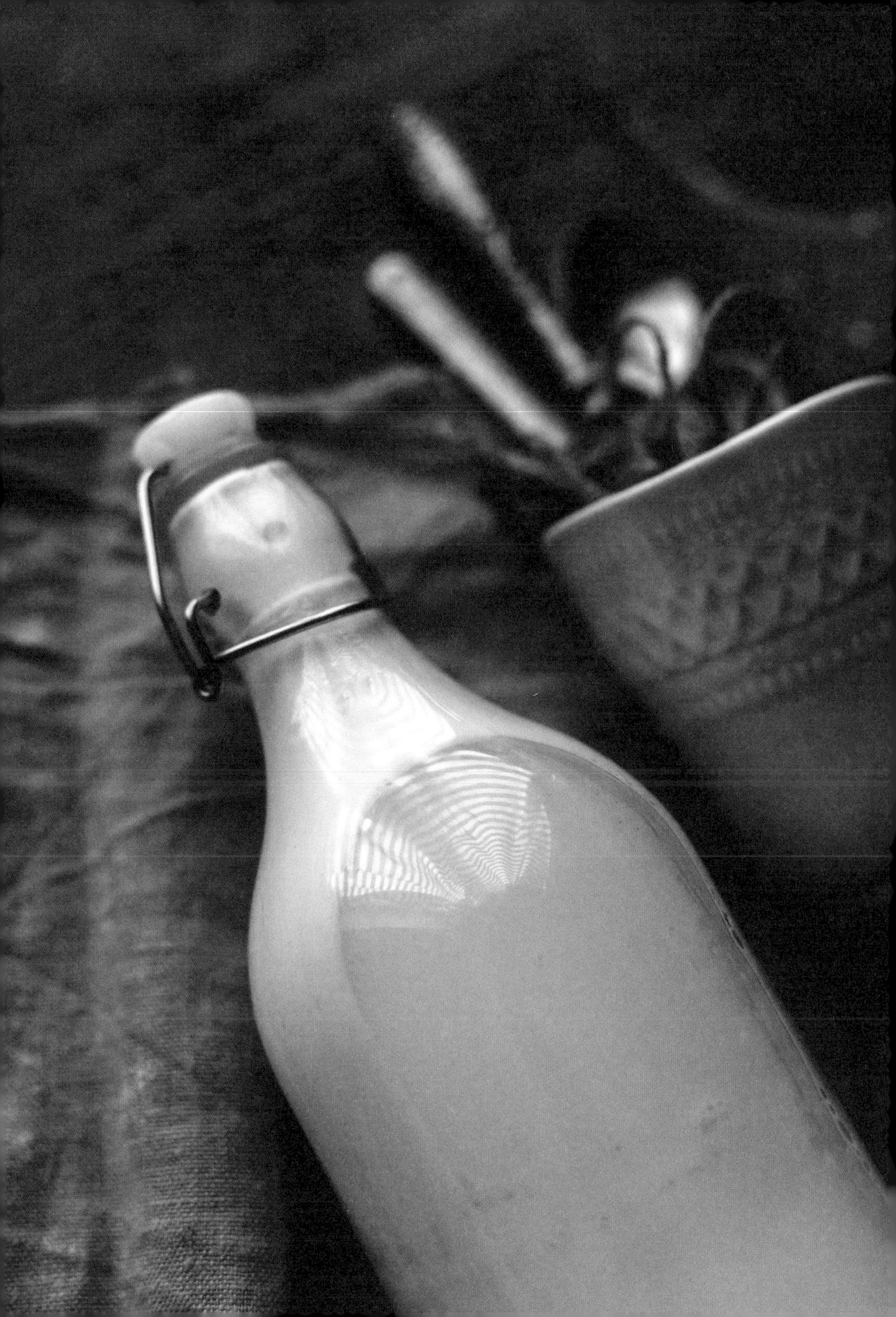

décrivait déjà Hildegarde de Bingen au Moyen-Âge. J'ajouterais ici un point relatif à l'**hydratation** : il faut veiller à boire quotidiennement 1 l/1,5 l d'eau, et précisément une eau de source faiblement minéralisée.

Vérifier sur l'étiquette que le taux de résidus à sec est inférieur à 100 mg/l. Chaque enseigne en propose, Grand Barbier, Rosée de la Reine, Cristalline… Il faut retenir les eaux fortement minéralisées pour des cures de 21 jours, soit le principe d'une cure thermale.

LES BAINS

Dans le cadre de ce moment de transition qu'est la ménopause, il est pertinent de prendre des **bains** – à condition que l'on aime ça. La peau est un organe et les spas (*Sanitas per aquam*, « la santé par l'eau ») offrent une très agréable technique de bien-être. Depuis les temps de l'Égypte ancienne, de la Grèce antique et de l'Empire romain, le soin corporel est alcalin.

Dans un bain, il est possible d'**associer des huiles essentielles** pour la détente, par exemple 20 gouttes d'huile essentielle de lavande (*Lavandula officinalis*) dans une poignée de gros sel, et mieux encore de sels d'Epsom, ou de sels AlcaBain de la société allemande Jentschura.

Vous pouvez également prendre des **bains** de prêle (*Equisetum arvense*) et de genévrier (*Juniperus communis*) – en ayant infusé 7 cuillères à soupe du mélange pour 2 litres d'eau et en mélangeant avec l'eau du bain. Lors de la ménopause, prendre un tel bain tous les 2 jours. Ce bain détoxifie et reminéralise via l'organe peau.

Pour ma part, je préfère les sels AlcaBain, composés de bicarbonate de sodium, de sel de mer, de carbonate de sodium, de minéraux naturels et, également certaines pierres recommandées par Hildegarde de Bingen : l'agate, la chrysoprase, la calcédoine, le saphir et l'onyx[1].

> Un bain à l'AlcaBain est une promesse assurée de détente et de relaxation. Il contribue à l'alcalinisation du corps et la reminéralisation via l'organe peau, sans compter les bienfaits des huit pierres précieuses qui le composent.

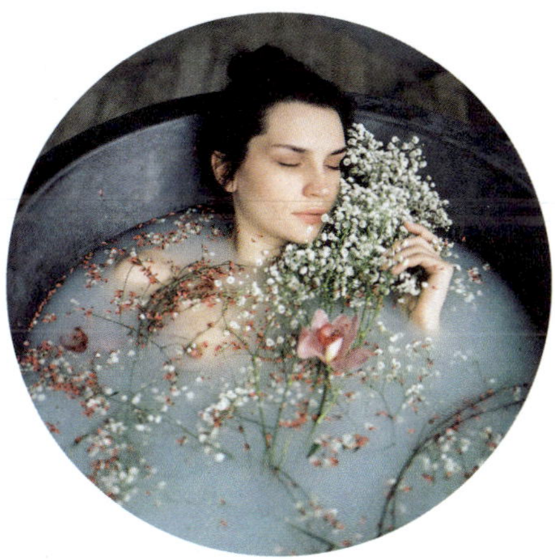

1. Pour tout savoir sur les pierres recommandées par Hildegarde de Bingen et leur utilisation en lithothérapie, le livre *Hildegarde et les pierres*, de Mélody Molins, aux Éditions IH, est une source précieuse.

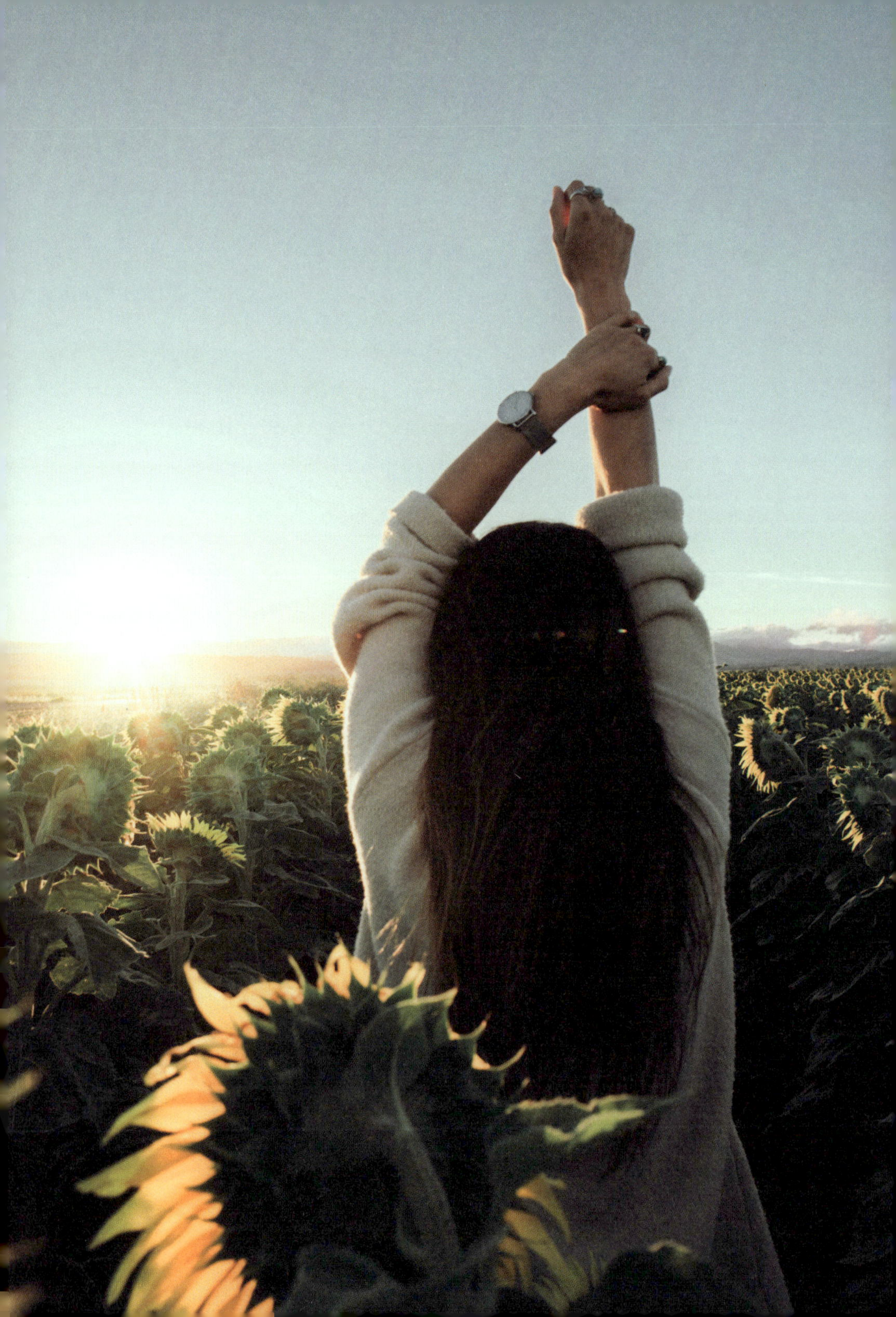

CONCLUSION

Nous voici arrivés au terme de cet ouvrage. J'espère qu'il vous aura apporté des réponses, des solutions, des pistes pour vivre le mieux possible cette étape.

Une femme peut vivre cette transition de la meilleure des façons, pour peu qu'elle ait de bons conseils et qu'elle aborde sereinement cette étape.

La meilleure façon pour bien vivre cette transition est en premier lieu la connaissance de ce qui se passe précisément au niveau du corps. C'est une partie qui est peut-être un peu fastidieuse, mais elle est indispensable.

Il est nécessaire de se connaître pour évoquer précisément les problématiques qui accompagnent cette étape de la vie, mettre des mots sur les maux afin de pouvoir être aidée, accompagnée, soutenue.

Imaginez une jeune fille au début de son cycle, qui va avoir ses règles pour la première fois : si personne ne lui a expliqué les choses, elle ne peut qu'être traumatisée par l'évènement.

Pour ce faire il est aussi précieux que la parole se libère et que ce sujet soit abordé avec toute la bienveillance qu'il mérite, puisqu'il est par essence naturel, normal, inévitable. Ce sujet est encore trop tabou et mérite d'être plus mis en lumière Il concerne toutes les femmes – et chaque femme, de par son vécu, peut en aider de nombreuses autres.

La ménopause est une étape et s'inscrit dans la continuité de la vie ; il y a un avant et il y a un après.

Il est positif, voire essentiel, que le conjoint accompagne ce moment par des attentions et une qualité d'écoute particulières, en organisant un dîner, une sortie – ou plutôt des dîners et des sorties, car on l'a vu précédemment, ça dure un peu quand même –, en entourant au quotidien de bienveillance et d'amour.

Je souhaite que la parole, en plus d'être libérée, soit pleine d'humour et d'amour, et que l'on accorde aux femmes un regard positif, attentionné, compréhensif et enthousiaste. Vous pouvez, par exemple, aérer l'espace quand l'onde de chaleur survient de manière impromptue, lui offrir un éventail ou faire diversion si vous voyez qu'elle n'est pas très à l'aise. Si vous trouvez qu'elle a une humeur un peu fluctuante, saisissez la balle au bond et abordez le sujet sur la pointe des pieds, ce sera l'occasion pour elle de dire ce qu'elle vit, et en s'exprimant elle donne la possibilité d'être aidée.

Nous l'avons vu il existe un arsenal de solutions ; cela peut convenir à certaines, et pour d'autres il sera pertinent d'être accompagnée par un professionnel : médecin, gynécologue, naturopathe, art-thérapeute, musicothérapeute... Peu importe l'accompagnant tant que cela s'avère nécessaire.

Il est clair que plus la personne sera à l'aise et ouverte sur le sujet, mieux sa ménopause se passera. Certaines femmes n'ont quasiment pas d'inconforts, tout est fluide. Évidemment, elles peuvent faire des envieuses, mais peut-être que leurs récits seront pertinents pour d'autres.

Cette nouvelle étape, qui correspond au renouveau pour les Chinois et pour Hildegarde de Bingen, doit je pense vraiment être le départ d'un nouveau projet, d'une activité qui nourrit, qui génère de la joie : entreprendre un nouvel apprentissage, pratiquer un sport, se mettre au jardinage, apprendre à cuisiner les algues, se lancer dans un rêve que vous n'avez jamais pris le temps d'accomplir… faites une liste et surtout ne vous interdisez rien !

Ce projet m'a passionné et j'espère qu'il vous aura aidé, vous aura permis de vivre cette étape de manière plus sereine et plus lumineuse, qu'il circulera largement et apportera des réponses et solutions au plus grand nombre.

Chers toutes et tous (car j'espère bien que vous ferez la lecture à vos maris, compagnons, fils), merci infiniment de votre attention et souvenez--vous cette belle phrase de Louis Aragon : « L'avenir de l'homme est la femme. »

GLOSSAIRE

ALCOOLAT DE PLANTES MÉDICINALES

Il s'agit d'un alcool obtenu par distillation de plantes fraîches ou sèches, macérées dans l'alcool. Il est nommé aussi élixir, alcool, gouttes, esprit, quintessence... et est administré sous forme de gouttes diluées dans de l'eau en raison de sa forte teneur en alcool.

AMÉNORRHÉE

Absence de règles.

AMÉNORRHÉE SECONDAIRE

Absence de règles pendant plus de trois mois après l'établissement des cycles menstruels.

AROMATHÉRAPIE

L'aromathérapie est une approche de soin complexe, constituée par les essences aromatiques de certaines plantes, agrumes, résines ou bois – couramment appelées « huiles essentielles ». Les huiles essentielles représentent la forme atomique de la plante et constituent une aide précieuse tant en voie interne qu'en voie externe.

CHÉMOTYPE

Le chémotype (souvent abrégé en « CT ») est une carte d'identité permettant de différencier les huiles essentielles extraites de la même espèce de plante. Voir aussi **HECT**. Voir aussi **HUILE ESSENTIELLE**.

CLIMATÈRE

Synonyme de ménopause. Voir **MÉNOPAUSE**.

COMPLÉMENTS ALIMENTAIRES

D'après le ministère de la Santé français, les compléments alimentaires sont « des denrées alimentaires dont le but est de compléter un régime alimentaire normal et qui constituent une source concentrée de nutriments ou d'autres substances ayant un effet nutritionnel ou physiologique ».

CT

Voir **CHÉMOTYPE**.

CYCLE MENSTRUEL

Période comprise entre le premier et le dernier jour des règles qui prépare l'organisme à une éventuelle fécondation.

CYCLE DE REPRODUCTION

Le terme « cycle de reproduction » chez la femme désigne l'ensemble des cycles ovarien et menstruel, les changements hormonaux qui les régissent et les changements cycliques connexes touchant les seins et le col de l'utérus.

DÉCOCTION

Voir **TISANE (DÉCOCTION)**.

DRAINAGE LYMPHATIQUE

Massage aidant la lymphe dans le transport des déchets.

DYSMÉNORRHÉE

Douleurs pelviennes liées aux règles pouvant être accompagnées de nausées, de vomissements, de diarrhées, de fièvres.

EMMÉNAGOGUE

Qui facilite, provoque ou augmente l'évacuation des règles.

EXTRAIT SEC

Matière première qui compose de nombreuses préparations de phytothérapie. Le végétal est plongé dans un solvant (eau, alcool, éther...), puis séché. Une fois l'alcool évaporé, il ne reste que le composé actif sec de la plante. Les extraits secs sont parfois appelés **nébulisats**, car ils sont obtenus par pulvérisation fine (nébulisation) de l'extrait liquide dans une enceinte traversée par un courant d'air chaud. La conservation des extraits secs est délicate car ils captent facilement l'eau de l'atmosphère. Ils sont donc à conserver dans un emballage hermétique, dans un endroit sec.

FORME GALÉNIQUE

Désigne à la fois la forme sous laquelle les principes actifs et excipients sont présentés pour constituer le médicament, et le mode d'absorption de ce dernier.

GEMMOTHÉRAPIE

La gemmothérapie, aussi appelée « médecine des bourgeons », utilise exclusivement les tissus embryonnaires frais des plantes, arbres et arbustes, c'est-à-dire les bourgeons, les arbustes et les radicelles. Du terme latin *gemma*, qui signifie à la fois bourgeon et pierre précieuse, la gemmothérapie est une forme très puissante de **phytothérapie**.

HECT

Acronyme de « huile essentielle chémotypée ». Il s'agit d'un label gage de qualité de l'huile essentielle sur les plans botanique et biochimique. Voir aussi **CHÉMOTYPE**. Voir aussi **HUILE ESSENTIELLE**.

HILDEGARDE DE BINGEN

Moniale du XIIe siècle aux multiples talents (musique, écriture, médecine, politique...), elle est considérée comme la mère de la naturopathie en Europe. Ses enseignements, toujours d'actualité, représentent aujourd'hui un pan singulier de la naturopathie faisant l'objet de spécialisations de professionnels de santé (médecins, infirmiers, naturopathes...), de formations (en France, par l'Institut Hildegardien), de labels nutritionnels (comme celui mis en place par Moulin des Moines intitulé « Sélectionné par l'Institut Hildegardien ») et de publications dédiées, comme celles des Éditions IH.

HORMONES ANDROGÈNES

Hormones masculines produites chez la femme par les ovaires et les surrénales.

HUILE ESSENTIELLE

Les huiles essentielles sont le résultat soit de la distillation des plantes aromatiques à la vapeur d'eau, soit du pressage mécanique des zestes d'agrumes. Toutes les plantes ne fournissent pas d'huiles essentielles, certaines en fournissent très peu, d'où leur coût très élevé. Les huiles essentielles constituent une branche spéciale de la phytothérapie, et sont utilisées en aromathérapie et dans les produits cosmétiques. Vous trouverez souvent le **HECT** pour « huile essentielle chémotypée », il s'agit d'un label gage de qualité de l'huile essentielle sur les plans botanique et biochimique.

HYDROLAT

Eau aromatique obtenue après distillation d'une matière première naturelle. Pour les fleurs, on utilise le terme « **eau florale** ».

INFUSION

Voir **TISANE (INFUSION)**.

LITHOTHÉRAPIE

Il s'agit d'une technique utilisant les bienfaits des pierres et des cristaux pour apporter du bien-être ou lutter contre des maux et inconforts.

MACÉRAT GLYCÉRINÉ

Le macérat glycériné est élaboré à partir des bourgeons, des jeunes pousses, des racines les plus fines (les radicelles) et d'autres tissus végétaux embryonnaires. Ces matières premières végétales sont broyées à l'état frais et mises à macérer dans un mélange d'eau, d'alcool et de glycérine. Les macérats glycérinés constituent la **forme galénique** (voir **FORME GALÉNIQUE**) employée en gemmothérapie.

MÉNARCHE

Première menstruation.

MÉNOPAUSE

La ménopause est une aménorrhée (voir AMÉNORRHÉE) liée à un épuisement du capital folliculaire ovarien (stock de follicules épuisé). La ménopause se déroule habituellement en quatre étapes : la **pré-ménopause**, la **péri-ménopause**, la **ménopause** et la **post-ménopause**.

MÉNORRAGIE

Règles plus longues et plus abondantes que la normale.

NÉBULISAT

Voir EXTRAIT SEC.

ŒSTROGÈNE

Hormone stéroïde sexuelle naturelle sécrétée principalement par l'ovaire.

ŒSTROGÈNE-LIKE

Pouvant mimer l'action des œstrogènes dans l'organisme.

PÉRI-MÉNOPAUSE

Voir MÉNOPAUSE.

PHYTOTHÉRAPIE

Médecine naturelle basée sur l'usage des plantes et de leurs extraits dans le but d'entretenir ou d'améliorer son capital santé pour un mieux-être au quotidien.

POLYMÉNORRHÉE

Règles trop fréquentes, cycles trop courts.

POST-MÉNOPAUSE

Voir MÉNOPAUSE.

POUDRE MICRONISÉE

Pulvérisation ultra-fine.

PRÉ-MÉNOPAUSE

Voir MÉNOPAUSE.

PROGESTÉRONE

Hormone sexuelle femelle sécrétée par le corps jaune de l'ovaire – après l'ovulation pendant la seconde moitié du cycle menstruel et pendant la grossesse, ou par le placenta. Elle modifie la muqueuse utérine pour la préparer à la nidation de l'œuf fécondé.

PROGESTÉRONE-LIKE

Pouvant mimer l'action de la progestérone dans l'organisme.

PUBERTÉ

La puberté est la période de vie qui marque l'apparition des caractères sexuels secondaires et le début de la période où la reproduction est possible.

SUPER ALIMENT

Aliment naturel exceptionnellement riche en nutriments, plein de bienfaits pour le bien-être et la santé.

SYNDROME PRÉMENSTRUEL

Le syndrome prémenstruel est un ensemble de symptômes physiques et/ou psychiques qui surviennent quelques jours avant la période menstruelle et prend fin lorsque débutent les **règles**.

SYNDROMES CLIMATÉRIQUES

Troubles ou symptômes accompagnant la **ménopause**.

TEINTURE MÈRE

Une teinture mère est obtenue par macération d'une plante dans de l'alcool pendant un temps variable. Sa fabrication est rigoureuse et soumise à un cahier des charges précis et exigeant en ce qui concerne les zones et les modes de culture, les récoltes, les variétés cultivées et la préparation des produits. Les fabricants sont tenus de mentionner les composants et la teneur en alcool. En phytothérapie, elles sont utilisées en gouttes.

TISANE (DÉCOCTION)

La **décoction** est réservée aux parties plus denses des plantes fraîches ou sèches, racines, écorces, graines, tiges ou baies. Celles-ci sont à faire bouillir avec l'eau. Compte tenu de leur nature et de leur densité il faut plus de temps pour récupérer les actifs solubles dans l'eau. Après ébullition, on laisse la décoction à couvert pendant 5 à 10 minutes, avant de la filtrer et de la déguster. Il est possible de préparer une tisane avec des fleurs et des racines. Dans ce cas il faut combiner les deux :

- Dans une casserole on dispose les graines et l'eau froide ;
- On porte le tout à ébullition ;
- On coupe le feu ;
- On ajoute les fleurs ;
- On couvre ;
- On filtre ;
- On déguste.

TISANE (INFUSION)

L'**infusion** est une boisson obtenue par trempage de fleurs ou de feuilles dans de l'eau chaude. Elles sont ajoutées dans l'eau après ébullition et nécessitent 5 à 10 minutes à couvert pour récupérer tous les actifs. Il suffit alors de filtrer et consommer l'infusion.

REMERCIEMENTS

À sœur Cécile, de l'abbaye de la Joie-Notre-Dame, qui m'a conseillé des livres sur Hildegarde de Bingen et mis en relation avec Mélody Molins.

À Mélody Molins, infatigable et courageuse pionnière qui n'a de cesse de faire entendre la voix d'Hildegarde de Bingen. Sa rencontre sera décisive pour ma seconde vie professionnelle en tant que naturopathe.

À mes parents, qui m'ont transmis le goût des livres et de l'écriture.

À toutes les femmes du passé et du présent qui me sont chères, dont sainte Hildegarde de Bingen.

BIBLIOGRAPHIE

L'Art de guérir par l'alimentation selon Hildegarde de Bingen : Recettes, traitements et régimes, Dr Wighard Strehlow, Marthe Mensah (traduction), éditions Francois-Xavier de Guibert, 2007.

Hildegarde de Bingen : Prophète et Docteur pour le troisième millénaire, Pierre Dumoulin, Éditions des Béatitudes, 2012.

Traité de gemmothérapie, La thérapeutique par les bourgeons, Philippe Andrianne, éditions Amyris, 2011.

La Nutrithérapie : médecine des suppléments alimentaires, Roseline Gagnon, éditions Amyris, 2007.

La Santé à la pharmacie du Bon Dieu : conseils d'utilisation des plantes médicinales, Maria Treben, Ennsthaler Gesellschaft, 2007.

CRÉDITS

Schéma p. 23 : d'après https://www.hpsj.fr/specialites/chirurgie-gynecologique/lappareil-genital-feminin/
Schémas p. 24 et p. 27 : d'après *Anatomie et pysiopathologie humaines de poche*, Christopher Thiele, éditions Deboeck, 2010.
Schéma p. 20, 31, 32 : d'après http://www.santepublique-editions.fr/objects/l-ovogenese.pdf

Photos : Monica Turlui, Pexels (p. 10), Priscilla du Preez, Unsplash (p. 15), Darius Bashar, Unsplash (p. 28), Jakub Tabisz, Pexels (p. 35), Rodnae Productions, Pexels (p. 45), Jared Weiss, Unsplash (p. 50), Averie Woodard, Unsplash (p. 55), Sunsetoned, Pexels (p. 59), Pixabay, Pexels (p. 63), Towfiqu Barbhuiya, Unsplash (p. 65), Martin Widenka, Unsplash (p. 67), Cottonbro, Pexels (p. 71), Abhishek Hajare, Unsplash (p. 73), Art Rachen, Unsplash (p. 74), Arthur Brognoli, Pexels (p. 75), Brooke Cagle, Unsplash (p. 84), Tamara Schipchinskaya, Unsplash (p. 86), Polina Tankilevitch, Pexels (p. 89), Sora Shimazaki, Pexels (p. 91), Pnw Production, Pexels (p. 95), Karolina Grabowska, Pexels (p. 97), Ivan Samkov, Pexels (p. 101), Lucy Hédan (p. 102, haut), Guillaume Meurice, Pexels (p. 102, bas), Charlotte May, Pexels (p. 103, haut), Shantanu Pal, Pexels (p. 103, bas), Hans Braxmeier, Pixabay (p. 104), Marcus Aurelius, Pexels (p. 106), Pavel Danilyuk, Pexels (p. 107), Nataliya Vaitkevich, Pexels (p. 109), Carola68, Pixabay (p. 110), Dezalb, Pixabay (p. 116), Gary Barnes, Pexels (p. 119), Wal, Pixabay (p. 123), Daderot, Conservatory of Flowers, San Francisco, États-Unis, Creative Commons CC0 (p. 125), Ralph fotos, Pixabay (p. 128), Daria Shevtsova, Pexels (p. 131), Elenaiks, Pixabay (p. 132), Reijo Telaranka, Pixabay (p. 133), Frauke Riether, Pixabay (p. 134), Wikimediaimages, Pixabay (p. 134), Theotherkey, Pixabay (p. 135), Daria Shevtsova, Pexels (p. 137), Anna Shvets, Pexels (p. 138), Monstera, Pexels (p. 141), Ron Lach, Pexels (p. 145), Ron Lach, Pexels (p. 146), Javon Swaby, Pexels (p. 149), Diana Akhmetianova, Pexels (p. 153), Karolina Grabowska, Pexels (p. 155), Lucy Hédan (p. 156), Marie Sjödin, Pixabay (p. 159), Ahmet Bozkuş, Pexels (p. 160), Saliha, Pexels (p. 163), Lisa Fotios, Pexels (p. 164), Antoni Shkraba, Pexels (p. 166), Diana Akhmetianova, Pexels (p. 171), Vladimir Konoplev, Pexels (p. 173), Rowan Chestnut, Unsplash (p. 174), Karolina Grabowska, Pexels (p. 189). Toutes les autres illustrations sont de Stéphane Ellias (© Éditions IH).

Recette p. 87 : *Hildegarde de Bingen, Prévention et guérison des maladies*, Wighard Strehlow, traduction Marie-Béatrice Jehl, Éditions Dangles, 2000, p. 235.

Citation p. 96 : *Maladies cardio-vasculaires, Le programme de santé*, Wighard Strehlow, éditions François-Xavier de Guibert, 2007.

Citations p. 99-100 : *Les Secrets de cuisine de sainte Hildegarde, Conseils et révélations de sainte Hildegarde de Bingen sur les vertus curatives des aliments*, Gottfried Hertzka et Wighard Strehlow, éditions Résiac, 2005 : pêche (p. 255), prune (p. 118), porc (p. 229) & *Le livre des subtilités des créatures divines, Hildegarde de Bingen, traduit du latin par Pierre Monat et présenté par Claude Mettra, éditions Jérôme Millon, 1996 : fraise (p 154-155), poireau (p. 95).*

Source des constituants de la partie phytothérapie : *Secrets et vertus des plantes médicinales*, Sélection du Reader's Digest, 1991 ; *Traité d'aromathérapie scientifique et médicale*, Michel Faucon, éditions Sang de la Terre, 2012 ; cours de Claire Bonnet, ethnobotaniste (Institut Hildegardien).

ÉGALEMENT PARU AUX ÉDITIONS IH

Collection Hildegarde pour tous

Une collection grand public de livres pratiques dédiés aux enseignements d'Hildegarde de Bingen, abbesse du Moyen-Âge considérée comme la mère de la naturopathie en Europe. Ces livres au format semi-poche, imprimés en couleurs et richement illustrés, offrent un regard contemporain sur les enseignements bien-être d'Hildegarde de Bingen. Naturopathie holistique, alimentation et méthodes naturelles vous attendent dans ces ouvrages clairs, simples et conviviaux.

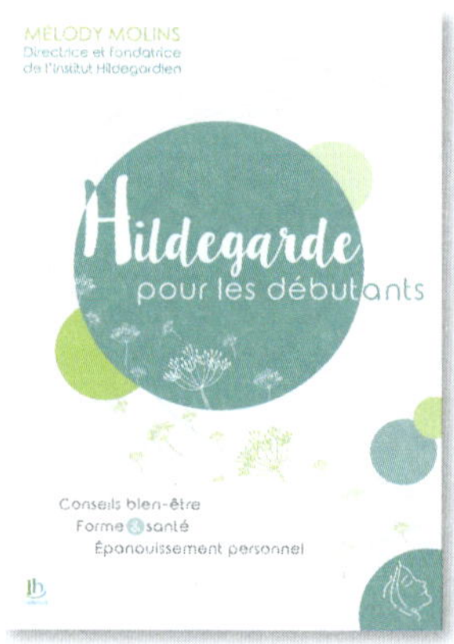

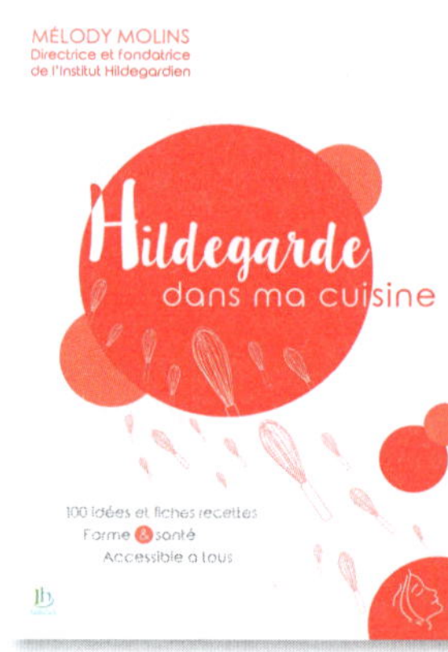

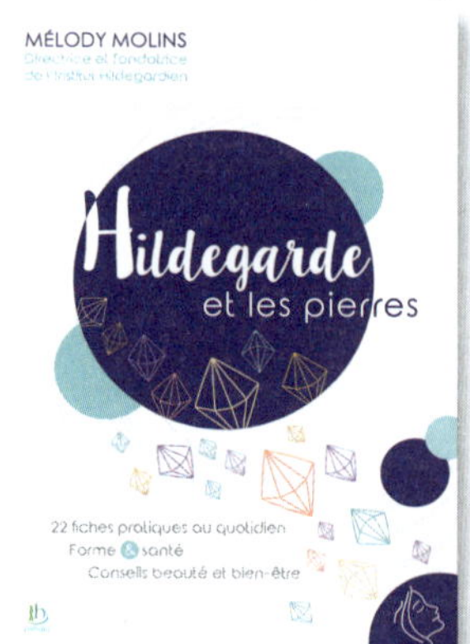

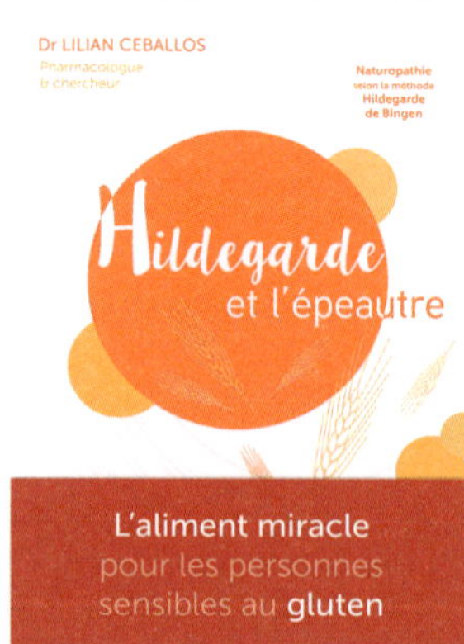

Collection Naturo-Zoom

Néophyte ou connaisseur en naturopathie classique, la collection Naturo-Zoom propose un focus sur un élément de naturopathie traditionnelle (une pierre, une plante...) et offre un panorama complet et pratique de son utilisation bien-être en trois volets :

> L'utilisation en naturopathie traditionnelle ;
> L'utilisation selon les enseignements d'Hildegarde de Bingen ;
> L'intégration dans une approche holistique.

Des petits livres à petit prix pour tout savoir en un rien de temps, même si on est débutant !

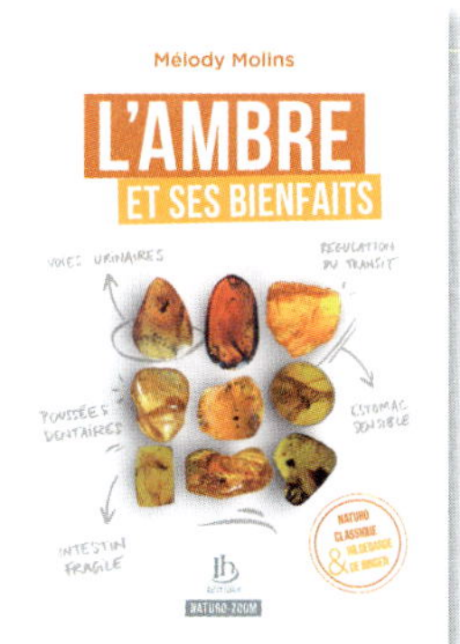

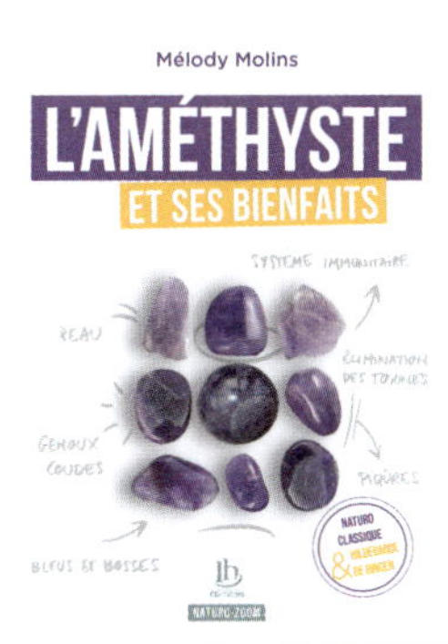

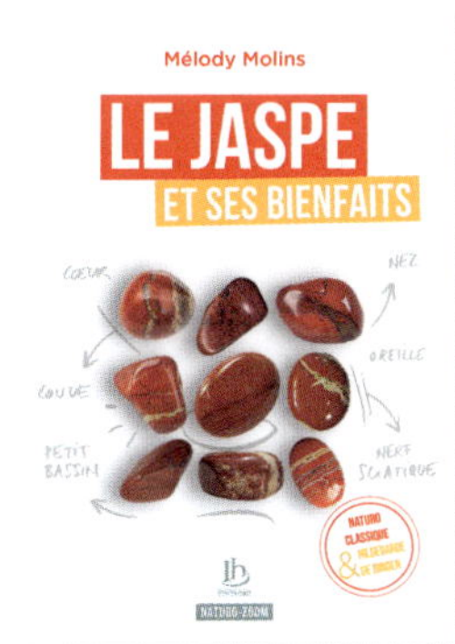

Collection Coffrets

Des coffrets contenant un livre sous forme de carnet et un cadeau lié à la thématique pour découvrir simplement et rapidement les enseignements naturopathiques d'Hildegarde de Bingen ! Idéal pour s'initier à un sujet : à offrir ou à s'offrir !

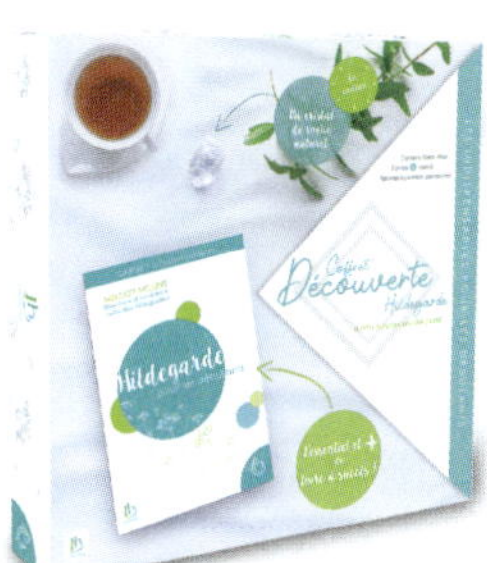

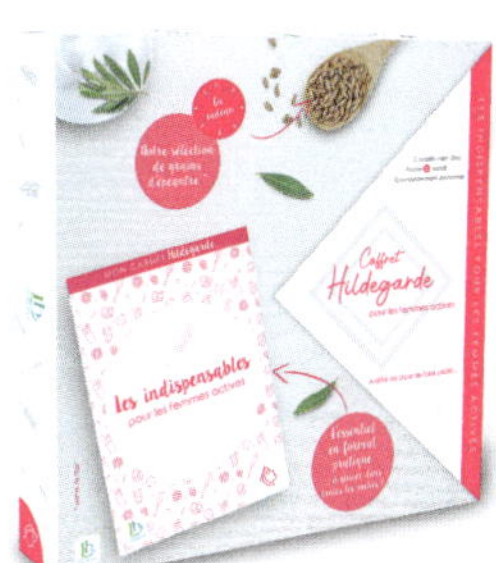

Retrouvez toutes nos publications sur **www.editionsih.com**

ADRESSES UTILES

L'Institut Hildegardien

www.institut-hildegardien.com
02 97 62 85 81

Premier centre francophone spécialisé dans l'approche d'Hildegarde de Bingen, l'Institut Hildegardien dispense des formations de naturopathie reconnues comme parmi les plus sérieuses et les plus complètes de France. L'Institut Hildegardien a également une boutique (en ligne sur son site Internet et physique, près de Vannes, en Bretagne) proposant tout ce qui permet d'introduire les enseignements d'Hildegarde dans son quotidien : pierres, livres, coffrets, produits alimentaires…

L'Annuaire Hildegarde

www.annuairehildegarde.com

Premier annuaire francophone des professionnels spécialisés Hildegarde de Bingen. Pour trouver les produits recommandés, pour participer à un atelier de cuisine, pour suivre l'actualité francophone et internationale…

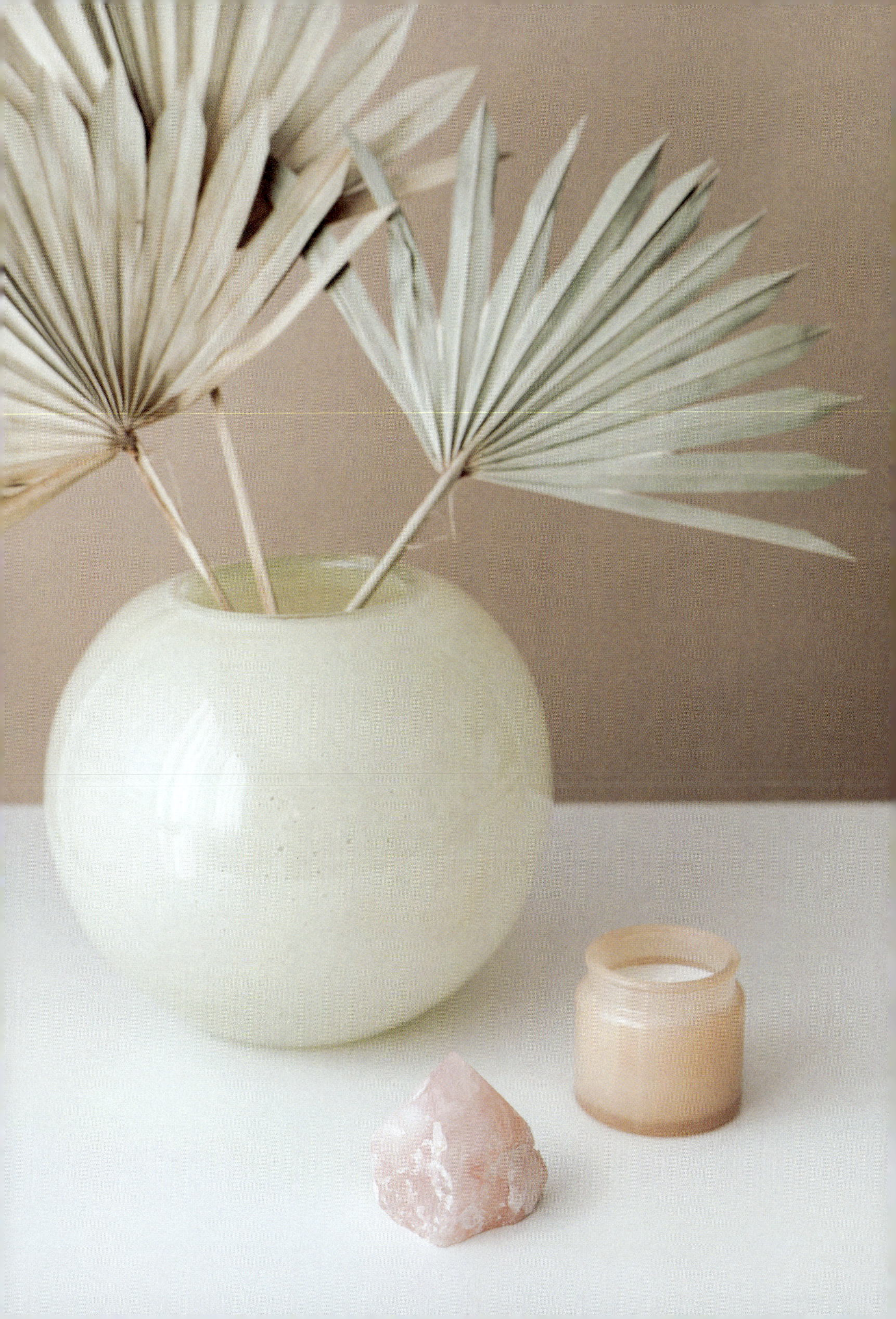

Achevé d'imprimer en mars 2022
sur les presses de Corlet, France